5小時清醒力

朝5時起きが習慣になる「5時間快眠法」
睡眠専門医が教えるショートスリーパー入門

日本醫師教你
晨型人的大腦深度休息法

著＿＿坪田聰
日本睡眠學會醫學博士

譯＿＿＿＿陳朕疆

前言

獻給有這些煩惱或願望的您

↓ 覺得睡覺浪費時間，想有時間做更多自己的事

↓ 沒辦法在12點前上床，但又想擁有良好睡眠品質

↓ 睡很久卻還是覺得累

↓ 早上總提不起精神，工作效率差

↓ 睡眠品質差，晚上會自己醒來

↓ 睡眠時間不足

這本書是為了有上述煩惱或願望的人而寫。

本書所介紹的方法大致可分為兩大類。

- **「5小時清醒力」的實際做法（STEP 1～3）**
- **讓「早上5點起床」成為習慣的實際做法（STEP 4）**

所謂的5小時清醒力，是一種**只需要短時間的睡眠便能滿足大腦與身體需求的睡眠方式，清醒之後神清氣爽，讓白天的工作表現更上一層樓**。這種睡眠法可讓你在盡可能提高睡眠「品質」的前提下，讓睡眠時間更短，且睡得更熟。

接著本書還會提到要如何在「早上5點起床」。本書將以數個成功改在「早上5點起床」的案例說明，對於平均睡眠時間為7小時左右的人來說，該怎麼用醫學上正規的方式來減少睡眠時間。

這些人藉由「5小時清醒力」提升睡眠品質，在短時間內消除大腦與身體的疲勞，並習慣在「早上5點起床」。

本書介紹的兩種方法

1

「5 小時清醒力」的實際做法

只需要短時間的睡眠便能滿足大腦與身體需求的睡眠方式，清醒之後神清氣爽，讓白天的工作表現更上一層樓。

（STEP 1～3）

2

讓「早上 5 點起床」成為習慣的實際做法

以數個成功改在「早上5點起床」的案例說明，對於平均睡眠時間為7小時左右的人來說，該怎麼用醫學上正規的方式來減少睡眠時間。

（STEP 4）

提高睡眠品質即使睡眠時間很短也能消除大腦與身體的疲勞

→

減少睡眠時間以早上 5 點起床為目標

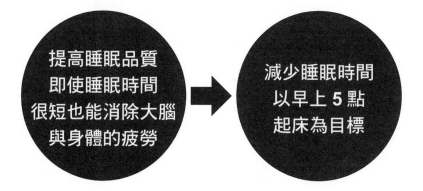

活用5小時清醒力，讓自己在早上5點起床，就能為你的人生帶來重大改變。

相信不少人都明白「早起」的好處，有句話說「早上10分鐘的生產力相當於晚上1小時的生產力」。

不過，在維持相同睡眠時間（約7小時左右）的情況下，若想要更早起床，只能更早睡，才能利用珍貴的早晨時間。

但是一天還是只有24小時可以用。這樣不是有點浪費嗎？

而且，要是強制減少睡眠時間，白天就會開始覺得疲勞想睡，這樣根本沒有意義。晚上回家也只能儘早上床，沒有自己的休閒生活。

如果可以，最好還是能在有效活用早上時間的同時，也能享有晚上的生活。

若能併用**「5小時清醒力×早上5點起床」**這兩種方法，便可同時達到這兩個目的。

讓原本的一天24小時，空出兩段悠閒的時間。

舉例來說，假設你以往都是在晚上12點睡覺，早上7點起床，一共睡7小時。如果你想改在早上5點起床，前一天就必須在晚上10點睡覺。

但只要你能善用5小時清醒力，便能和以往一樣晚上12點再睡就好。

你可以在生產力高的早上工作或讀書，享用健康的早餐，度過一個悠閒自在、神清氣

「5 小時清醒力 × 早上 5 點起床」可以改變你的人生

●「7 小時睡眠」於早上 5 點起床

為了善用早晨的時間，而削減晚上可利用的時間。結果一天內可利用的時間仍未改變。

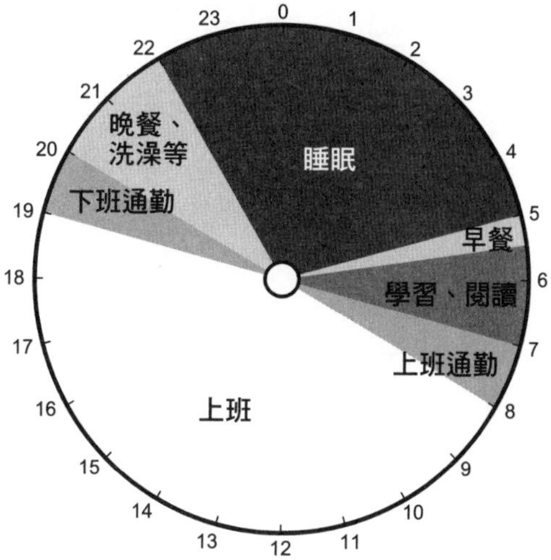

●「5 小時清醒力」於早上 5 點起床

不僅可善用早晨的時間，也不會影響到晚上的時間分配。讓一整天的時間分配更為彈性。

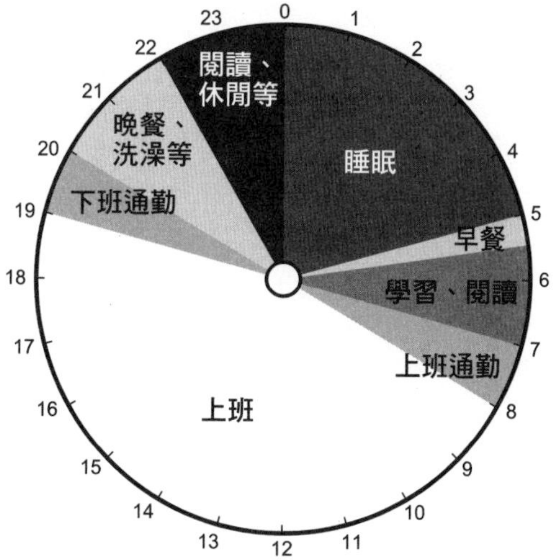

爽的早晨，或者培養晨跑的習慣以維持健康……而且不會影響到晚上的時間分配。

再說，如果早晨時間過得充實，晚上時間的利用方式也會有所改變。若你能有效活用早晨的時間，就能比以往還要早回家，分配更多時間與家人一同度過。

當你能輕鬆自在度過早晨，一整天的行程也會更有餘裕。以前一到了晚上就什麼事都不想做，現在卻可以培養自己的興趣、找朋友吃飯、閱讀、看個電影之類的，洗刷心靈上的疲勞，讓明天的你一早起床便精力充沛——。

換句話說，改變早晨的活動，能影響整日的生活。

不僅能將工作或讀書的表現提升至極致，也能充實個人生活。

一天天累積下來，能讓你的人生產生巨大的改變。

「5小時清醒力」與「早上5點起床」不僅是改善睡眠的技術，更是改變人生的關鍵。

成為短眠者，養成早起的習慣

或許您曾經試圖減少睡眠時間，但卻因為以下理由而不得不放棄。

- **睡醒時精神很差，雖然不嚴重但難以清醒**
- **白天時常想睡，反而本末倒置，故只好放棄**

不過不用擔心。**若能學會本書所介紹的「5小時清醒力」，即使縮短睡眠時間，早上也不會感覺疲倦而爬不起來，白天更不會因為想睡而降低生產力。**

「短眠者」即使睡眠時間很短，醒來時精神也很好。從早上開始，一整天都能發揮很好的表現。包括拿破崙、愛迪生等人都是短眠者。

本書所介紹的「5小時清醒力」，即是從醫學、生理學的角度，將短眠者的養成技術正確地教導給大家。

本書的目的不僅是單純減少睡眠時間，還要在睡眠時間減少的狀態下，保持良好的身體狀態，讓你能在輕鬆的心情下做更多其他事情。

「雖然你講得很神，但要變成一個短眠者有那麼容易嗎？」或許有些人會有這樣的疑問。

無須擔心。只要活用本書的內容，你也能在不影響健康及工作表現的情況下，成為一位短眠者。

我在這20年內，以一位睡眠專業醫師的身分接觸許多患者。由這些經驗，我確定九成的人都有辦法成為短眠者。而本書會將成為短眠者的方法系統化。

睡眠品質的好壞無法以「時間」測量

「睡覺只是在浪費時間。」

家喻戶曉的發明王——愛迪生曾說過這句話。他也是一位短眠者。當然，並不是所有的睡眠都是在浪費時間。人類要是沒有睡眠，是沒辦法生存下去的。

不過，如果你故意要睡很久，那就真的只是在「浪費」時間了。

我之所以可以這麼斷言有其原因。睡眠的好壞，不能只用「時間」長短來衡量。**睡眠的好壞是由「時間」×「品質」相乘決定。**

也就是說，只要提升睡眠品質，就算減少睡眠時間也不會有什麼問題。你之所以會需要長時間睡眠才能恢復疲勞，就是因為睡眠的「品質」不足。**原本睡7小時仍睡不飽的人，在提升睡眠品質後，僅需睡5小時就足夠。**

舉例來說，假設你要睡滿7小時才能睡飽，這樣的睡眠品質或許是50分左右。

那麼由「時間×品質」計算，你的睡眠滿足度為「7小時×50分」，也就是350。

若你能把睡眠品質提高20分，這麼一來，就算你只睡5小時，也就是「5小時×70分」，滿足度仍是350。

原本要睡7小時才能睡飽的人，在提升睡眠的「品質」之後，只要睡5小時左右便能滿足身體所需。這就是「5小時清醒力」的思路。

四個步驟讓你成為「短眠者」

也就是說，若你想成為短眠者，首先該調整的是睡眠的「品質」。

提升「品質」便能縮短「睡眠時間」

現在的你

睡眠7小時 × 50分品質 ＝ 滿足度 350

改善睡眠品質後

睡眠5小時 × 70分品質 ＝ 滿足度 350

若能提升睡眠品質，就算睡的時間變少，也能得到相同的滿足程度

如同開頭的介紹，本書的內容大致上可分為兩大部分。

首先會介紹「提高睡眠品質」的方法，那就是「5小時清醒力」，讓你在短時間的睡眠中，也能享有良好睡眠品質（而且從剛起床到一整個白天都能神清氣爽，精力充沛）。

「5小時清醒力」可分為以下三個步驟。

STEP1 **學會「馬上入睡、立刻清醒」，提升睡眠效率**

STEP2 **提升睡眠的「品質」，讓大腦與身體皆能迅速恢復**

STEP3 **五種「小睡」讓你一整天都能保持好精神**

藉由這三個步驟，讓你即使縮短睡眠時間也不會覺得疲累，每日行程上的安排也更有彈性。

接著將告訴你如何養成「早上5點起床」的習慣。

STEP4 **兩個月內習慣「早上5點起床」**

在這個部分我們會說明「醫學上減少睡眠時間的正規方法」，讓你能將睡眠時間壓縮到5小時左右。目前需要睡7小時左右的人，該怎麼做才能減少睡眠時間至5小時左右呢？這個問題可在這裡得到答案。

現在大略介紹一下這四個步驟具體的實踐方式。

STEP 1 學會「馬上入睡、立刻清醒」，提升睡眠效率

ＳＴＥＰ １要介紹的是如何盡可能地減少睡眠時「浪費掉的時間」。所謂浪費掉的時間，指的是蓋上棉被之後到睡著的期間，以及醒來後到從床上爬起來的時間。

首先來試著減少「睡著前」以及「醒來後」所浪費的時間吧。

若能學會這個部分所介紹的「馬上入睡、立刻清醒」，就能輕而易舉地辦到這些事。

- **蓋上棉被後馬上睡著**
- **在自己想起床的時候自然清醒**
- **清醒後可以立刻進入認真模式**

藉由這種方法，便能減少「睡眠所花費的時間」，並「增加實際睡著時間的比例」，

使睡眠效率最大化。

另外，能夠馬上入睡、立刻清醒的人不僅能減少睡眠時間，也能提升睡眠品質。關於這點將在正文中說明。

STEP 2 提升睡眠的「品質」，讓大腦與身體皆能迅速恢復

STEP 2的目的在於「提升實際睡眠的睡眠品質」。原本身體需要7小時左右的睡眠才能滿足，若想要減少睡眠時間至5小時左右，便需要提高實際睡眠的「回復力」。

學會這種方法後，即使睡眠時間很短，清醒後也會覺得神清氣爽。

這裡要介紹的並不是難以達成的方法。我們嚴選數種可以馬上看出顯著效果的方式，只要知道以下幾點，就能提升睡眠品質。

- **如何選擇好睡的寢具，讓你一覺到天明**
- **如何選擇對睡眠有益的營養食品**
- **如何設定夏天、冬天的空調**

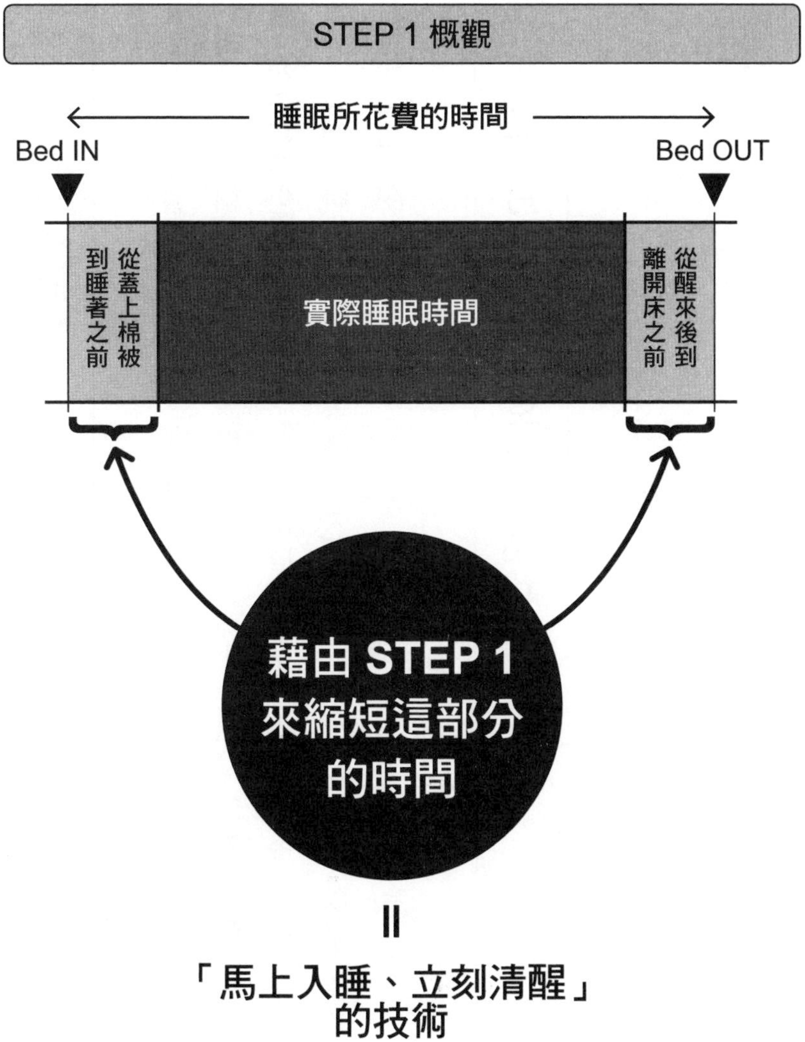
STEP 1 概觀
睡眠所花費的時間
Bed IN
Bed OUT
從蓋上棉被到睡著之前
實際睡眠時間
從醒來後到離開床之前
藉由 STEP 1 來縮短這部分的時間
=
「馬上入睡、立刻清醒」的技術

STEP 3 五種「小睡」讓你一整天都能保持好精神

STEP 3將會提到Google和Apple等世界級的公司相當注重的「小睡」。這個部分將介紹讓你一整天都能精力充沛的五種小睡方式。**從數秒鐘的小睡、數分鐘的小睡、20分鐘的小睡等**，可以按照你的工作情形與生活方式選擇適合的小睡方式。

另外，我們也將說明小睡時的重點，並介紹效果更好的小睡方式，以及小睡後有助於恢復精神的穴道按摩。

STEP 4 兩個月內習慣「早上5點起床」

至此，若能活用「5小時清醒力」，便能改善你的體質，讓你能享受短時間睡眠的好處。

最後的STEP 4則是要培養你在「早上5點起床」的習慣。

STEP 2 概觀

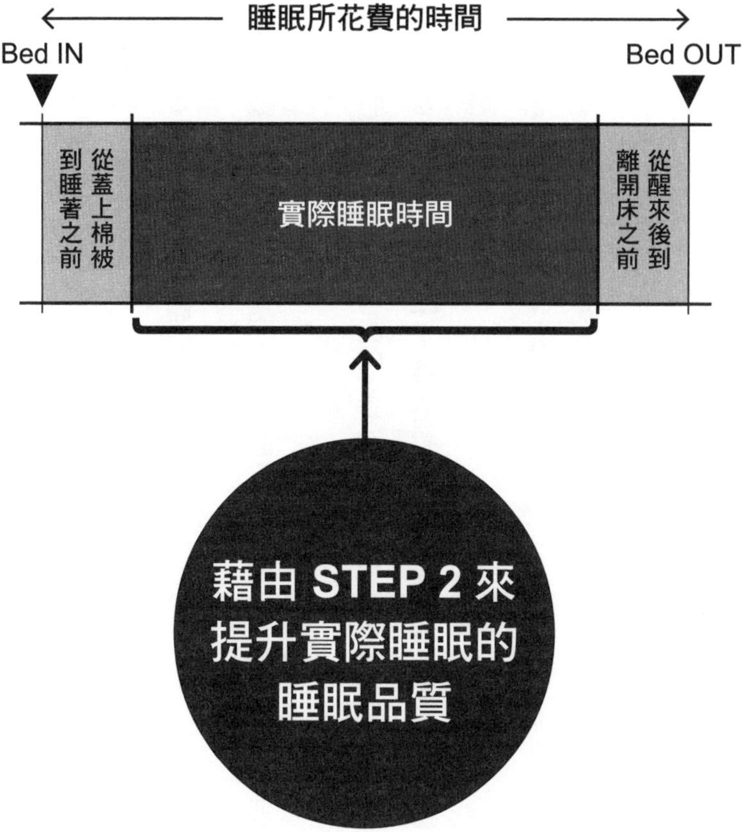
睡眠所花費的時間
Bed IN
Bed OUT
從蓋上棉被到睡著之前
實際睡眠時間
從醒來後到離開床之前
藉由 STEP 2 來提升實際睡眠的睡眠品質

這麼一來，假設你原本需要睡7小時才夠，你可以變成減少2小時睡眠時間，改在「早上5點起床」。這個部分將讓你：

- **一週省下好幾小時的睡眠時間**
- **簡單確認自己是否有在不勉強身體的情況下減少睡眠時間**

且本書所介紹的「減少睡眠時間」的方式，都符合醫學、生理學，不會造成負面健康隱患。

然而，保持短時間的睡眠並不是件容易的事。因為每天總是會有些雜事干擾你的計劃。因此本書**將焦點放在人們的「行動」，導入科學性的技術「Coaching Method」，以求能更確實地減少睡眠時間**。

只要確實實踐這四個步驟，你就能在兩個月內成為每天只要睡5個小時便足夠的短眠者。就算晚上12點才睡，隔天早上5點就能元氣滿滿地起床，開始認真工作、讀書。

人生有三分之一的時間花費在睡眠上。做為一個睡眠專業醫師，若能讓你減少浪費在睡眠上的時間，過著充實的每一天，那就是我最大的喜悅了。

日本睡眠學會所屬醫師／睡眠指導者　坪田聰

藉由這四個步驟，讓你成為早上 5 點起床的短眠者

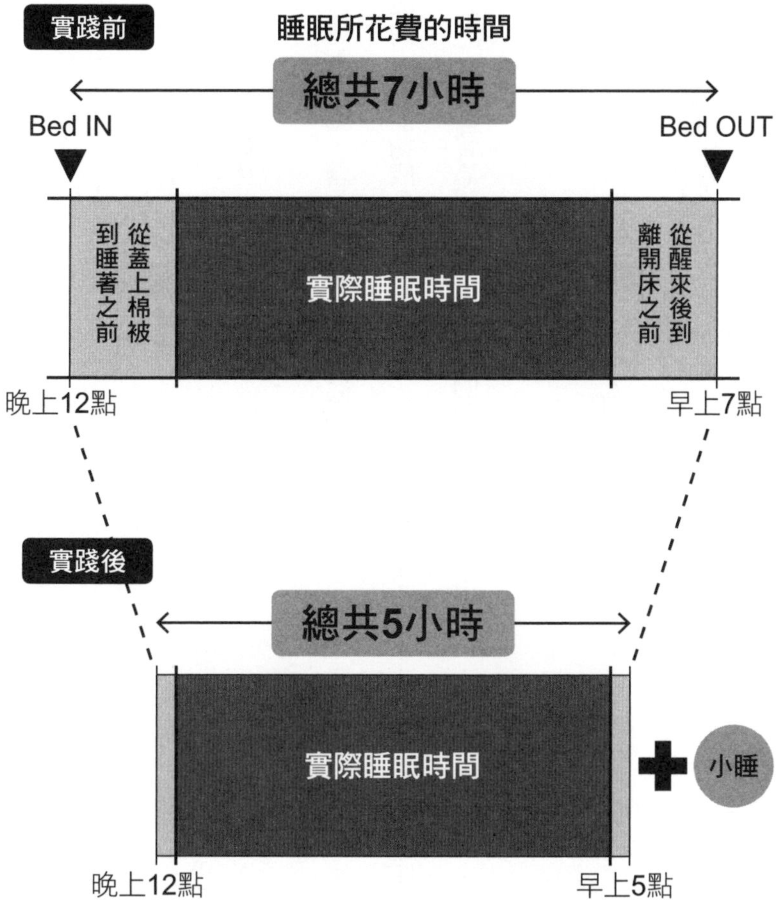

STEP
2

提升睡眠品質，讓大腦與身體皆能迅速恢復

STEP 3

五種「小睡」讓你一整天保持好精神

可提升白天時的表現的小睡

STEP 4

兩個月內習慣「早上5點起床」

序　章

人類真的可以減少「睡眠時間」嗎？

壓縮睡眠時間，讓你多出更多空閒時間

減少睡眠不能土法煉鋼

你是否曾有過「睡覺簡直是在浪費時間」的感覺呢？

人類的平均睡眠時間為8小時。一天有24小時，這表示人們約花了三分之一的時間在睡覺。假設一個人的壽命可達84歲，那麼**他一生中的睡眠時間可達28年**。

人生只有一次，卻有28年需花費在睡眠上，不覺得很浪費嗎？

本書所介紹的「5小時清醒力」可以盡可能地壓縮佔據人生一大部分的睡眠時間，改變你的體質，讓你**即使睡眠時間較短，仍能保持一整天的好精神**。當睡眠時間壓縮至「5

小時左右」時，即所謂的短眠，可以讓你一整天的時間分配更有彈性，並減輕對身體的負擔，這就是本書的目的。想必每個人都曾想過該如何減少睡眠時間吧？

正讀著這本書的你，或許曾有過自己試著減少睡眠時間的經驗。

可能是因為工作繁忙，為了加班不得不減少睡眠時間；可能是為了早點出門；可能是為了養成早起的習慣以參加早上舉辦的讀書會或社團活動。

那麼結果如何呢？

若不出我所料，你的身體恐怕會越來越疲勞，休息日反而睡得更多，結果以失敗告終，對吧？

事實上，如果土法煉鋼，**突然減少一大段睡眠時間，要保持下去是相當困難的**。就像是用極端的方式減肥一樣，雖然體重確實有下降，但幾乎百分之百都會復胖回來。即使勉強自己減少睡眠，也只是每天累積越來越多疲勞而已。

胡亂地縮短睡眠時間會讓白天的疲勞感加重，集中力低落，並萌生睡意。努力工作到很晚並延後睡覺時間，只會讓隔天變得更累，一整天精神渙散，就提升工作效率而言根本沒什麼意義。

用土法煉鋼的方式，減少睡眠時間，效果之所以會那麼差，是因為**睡眠是一項非常複雜的活動**。

舉例來說，或許你曾覺得奇怪，每個人的一天都是24小時，為什麼每個人適當的睡眠時間卻各有不同呢？

有些人每天只睡4小時就足夠，卻也有人需要每天睡到9小時才能恢復體力。光是這個差別，就讓這兩種人在一日內的可活動時間相差5小時。

也有些人即使睡了很長一段時間，醒過來時仍覺得疲勞未完全消除，因而賴床一直不肯從被窩爬出來，這樣的例子很多。

想必大部分的人或多或少都有感覺到，並不是睡得越久，體力恢復得越好。

這麼複雜的「睡眠」，讓我投入了20年以上的時間研究。

- **人們該怎麼做，才能獲得舒適的睡眠呢？**
- **我們有辦法減少睡眠時間嗎？短時間的睡眠，能不能帶來更為舒適的生活呢？**

我的研究成果，就是本書的內容。

只要使用本書所介紹的方法，幾乎每個人都有辦法睡得短卻睡得好，醒來時神清氣爽，每天都過著舒適而有餘裕的生活。

九成的人都能夠成為「短眠者」

能夠成為短眠者的人與無法成為短眠者的人

方才提到，只要使用本書所介紹的方法，幾乎每個人都有辦法成為短眠者。之所以會說「幾乎每個人」，是因為仍有少數人「無法成為短眠者」。遺憾的是，大約有一成的人不太可能成為短眠者。

作為一位專業的睡眠醫師，我必須先說清楚，雖然世界上存在「讓每個人都能成為短眠者」的方法，但與本書要介紹的方法並不相同。

有一類型的人無法成為短眠者，他們又被叫做「長眠者（Long Sleeper）」。

人類可依睡眠型態分成三大類，分別是「短眠者」、「長眠者」，以及「彈性睡眠者

（Variable Sleeper）」。

短眠者是指睡眠時間不到6小時，卻能維持身體正常活動的人。約有5～8％的人屬於短眠者。

長眠者是指睡眠時間超過10小時的人。大約佔3～9％。愛因斯坦即屬於這種類型，他每天都需要睡10小時以上。長眠者要轉變成短眠者的難度非常高。

而最後一類則是彈性睡眠者。他們的睡眠時間介於短眠者與長眠者之間，約為6～10小時。**約有80～90％的人屬於彈性睡眠者**。

彈性睡眠者能輕而易舉地縮短或延長睡眠時間，轉換成短眠者或長眠者。他們可以睡得多也可以睡得少，睡眠時間容易改變，故以Variable名之。

你能成為短眠者嗎？

本書所介紹的方法即適用於想成為短眠者的彈性睡眠者。但我想大家應該不太確定自己是不是彈性睡眠者吧。

如果你每天晚上睡6～10小時，白天時可以正常活動，除了下午2～4點外都不會想睡（下午2～4點會想睡是正常的生理時鐘導致），那你很有可能就是彈性睡眠者。

另外，若你有下述情形，如「睡了6～10小時，還是覺得起床後很難完全清醒，且一整天中時常覺得想睡覺」、「要是沒有睡到10小時以上就覺得不舒服，無法消除睡意」，卻符合左列清單中的任一項目，你很有可能並非長眠者，只是平時的睡眠品質太差才需要睡那麼久。

像是我的患者中，有些人一直覺得自己「要是沒有長時間的睡眠，便無法恢復體力」，但檢查後發現他們其實是短眠者。

這類人，每天晚上都需要花一個小時以上才能入睡，也沒辦法熟睡，因此每天都要睡10個小時以上才能消除疲勞……這種情形已經持續了好一陣子。

不過藉由改變睡眠習慣，所需的睡眠時間便能一口氣縮短，身體狀況變好了，白天的疲勞感自然會減輕許多。

確認自己是否能成為短眠者

你是每天都要睡10小時以上才能睡飽的人嗎？
如果你符合以下任何一個條件，
你很有可能是因為睡眠的「品質」不夠好才需要睡那麼久。

- ☐ 不易入睡
- ☐ 晚上常會自己醒來好幾次
- ☐ 睡得很淺
- ☐ 休假日時會睡到自然醒
- ☐ 就寢時間與起床時間不固定
- ☐ 壓力很大
- ☐ 下午三點以後常打瞌睡
- ☐ 晚餐後還會攝取咖啡因
- ☐ 常在正常用餐時間之後大量進食
- ☐ 睡覺前會看電腦、智慧型手機、電視等顯示螢幕
- ☐ 睡前喝酒
- ☐ 睡前吸菸
- ☐ 穿家居服睡覺
- ☐ 睡覺時與醒來時的姿勢相同

這絕對不是少數個案。許多人乍看之下睡得很久，但若確認他們的睡眠品質，會發現他們進入被窩之後，會翻來覆去睡不著，要花一個小時左右才有辦法入眠，或者睡覺時會驚醒好幾次。

這些人雖然睡眠時間很長，但其實他們是短眠者的可能性相當高。

如果在前頁的清單中完全沒有任何一點符合你的情形，而且從以前開始每天就需要睡10小時以上，白天才能正常做事，那麼很可惜的，你是長眠者的可能性相當高。另外，這樣的人也有罹患睡眠相關疾病的可能，請參考第134頁所列出的項目確認。

「短眠」＝「對身體不好」是錯誤的觀念

藉由「練習」可縮短睡眠時間

如同先前所述，有八、九成的人為彈性睡眠者。而彈性睡眠者可藉由「練習」來成為短眠者。

有一項實驗可以證明這段描述。該實驗以許多睡眠時間在8小時左右的人為對象，調查他們有沒有辦法縮短睡眠時間。

實驗結果顯示，六個月後，每個人的平均睡眠時間都減少到5小時。

有趣的是，在實驗結束的一年後，研究人員再次訪問當初的實驗參加者，發現他們仍能保持平均6小時的睡眠。故也證明，只要人們曾經養成短睡眠時間的習慣，要長期維持並非難事。

睡眠時間越長，反而會縮短壽命

講到這裡，可能會有很多人有這樣的疑問「要是這樣隨便縮短睡眠時間，身體不會出問題嗎？」

先說結論，「沒有問題」。**睡眠並不是越多越好**。不僅如此，要是睡太久反而可能會縮短壽命。

1980年代，美國曾進行一項有趣的研究。這項研究以100萬人為對象，分析他們的睡眠時間與壽命之間的關係。

結果大出人意料之外。死亡率最低的是一天只睡6.5～7.5小時的人，而**一天睡7.5小時以上的人，死亡率比睡6.5～7.5小時的人高出20％之多**。

主導這項研究的加州大學聖地牙哥分校Daniel Kripke博士指出「睡眠與食慾類似。若順從自己的慾望而暴飲暴食，就會對健康造成不良影響。同樣的，若是因為想睡而無止境地睡下去，對身體也不好」。

日本也有類似的實驗結果。

北海道大學地玉腰曉子教授以10萬名40～79歲的男女為對象，進行為期10年的追蹤調查。調查對象中，男性平均睡眠時間為7.5小時、女性為7.1小時。而死亡率最低的族群，不管是男生還是女生皆落在睡眠時間為7小時的組別上。故這個實驗結果亦顯示睡眠時間超過7小時的人，死亡率有偏高的傾向。

然而睡眠時間長的人壽命卻比較短的原因，至今仍未有明確的定論。

但我們仍可由簡單的統計數字看出，睡眠時間較長的人死亡率偏高。

不要只用「時間」來評估睡眠對身體的好壞

「既然如此，對人類來說最健康的睡眠時間應該是在7小時左右才對吧？」由實驗結果或許會得到這樣的結論。

的確，若只看「睡眠時間」的數字，會得到這個結論。

但這裡我想講的是，睡眠對身體的好壞不能單純只以「時間」長短評估。現在甚至有些研究報告指出，在男性實驗者中，睡眠時間為5小時左右的組別壽命最長。

多數人只在意睡眠的「時間」長短，但睡眠的好壞需由「時間」與「品質」相乘來判斷。

就像本書一開始所說的，只要把睡眠「品質」提升到最高，那麼就能把睡眠「時間」縮到最短。短時間的睡眠之所以沒辦法讓你滿足，是因為睡眠「品質」太差的關係。

「時間」與「品質」是決定睡眠好壞的兩大支柱。若你能同時顧好這兩點，要成為「短眠者」並不是難事。

5小時清醒力改善睡眠品質

到這裡，想必你應該能明白，只要提高睡眠品質，就能夠減少睡眠時間，且有很大的機會能成為短眠者。

要做到這件事，首先要從你的睡眠品質下手，改變你的睡眠模式，讓你即使睡眠時間變短也能睡飽。

讓我們再來看一遍本書將如何改善你的睡眠「品質」。

STEP 1讓你學會**「馬上入睡、立刻清醒」**。

這個步驟將告訴你如何縮短進入被窩到真正睡著中間浪費的時間，以及醒來到真正離開被窩所經過的時間。多數人的這兩段期間合起來約為20分鐘，只要能縮短這段時間，就能迅速提升睡眠效率。

STEP 2**提升你的睡眠「品質」，學習如何提高大腦與身體的「回復力」**。多數人對於睡眠的理解並不多，這個部分將說明人在睡眠時，身體如何恢復體力。此外，若我們想提升其恢復效率，有哪些具體的做法。

STEP 3將介紹，**如何利用白天時的「小睡」維持充沛的體力**。

訓練自己成為短眠者的過程中，該如何應對突然產生的睡意。此外，若你想在白天過得更有精神，本章也將介紹五種小睡的方式與實踐的注意事項。

經過前三個步驟的訓練，你能成功變身為短眠者，即使睡眠時間很短，睡醒之後仍精神很好，且能維持一整天。

最後再以STEP 4兩個月內習慣「早上5點起床」，養成晨型人的習慣。

那麼我們馬上就來看看STEP 1，如何提高睡眠「品質」吧。

STEP

1

學會「馬上入睡、立刻清醒」，提高睡眠效率

每天有20分鐘的時間都浪費在「床上」

找回每天被你「浪費的20分鐘」

睡眠的好壞取決於「時間×品質」。

本章將介紹的「馬上入睡、立刻清醒」技術，即是可兼顧兩者，讓你的睡眠產生重大改變的重要技術。

提到「馬上入睡、立刻清醒」，或許很多人會想到這些煩惱。

- **蓋上棉被後卻翻來覆去、難以入睡**
- **早上鬧鐘響卻起不來，要賴床一段時間**

或許你也有類似的經驗。

像這種沒有在睡覺，卻也沒有在做事的行為，就是在浪費時間。

多數人會因為這兩段時間而損失20分鐘左右。嚴重者甚至會浪費1～2小時。

若能縮短這部分時間，便能讓睡眠效率提升許多。與待在床上8小時，實際上卻只有睡6小時相比；待在床上6小時，實際上也睡差不多6小時，睡眠效率當然高出許多。

做到「馬上入睡、立刻清醒」，便能提升睡眠品質

像這種從蓋上棉被到睡著中間經過的時間，以及醒來後到離開床鋪中間經過的時間，在我們睡眠的專業領域中稱作「床上時間」。

STEP 1將介紹的「馬上入睡、立刻清醒」技術，就是為了要縮短床上時間。

「馬上入睡」的技術有七種。**每一種技術都能讓你在蓋上棉被的5分鐘以內睡著**。

實踐這些方法，便能將白天「活躍的大腦與身體」順利轉換成能輕易入眠的「放鬆的大腦與身體」。使不容易入眠的問題得以解決。

「馬上入睡」的優點不只是減少睡眠時間而已。若能養成「蓋上棉被馬上就能睡著」

的反射動作，身體會逐漸習慣快速入眠這件事，**入眠後進入「非快速動眼期」的所需時間也會縮短**。

非快速動眼期會在STEP 2中詳細說明。若能越早進入這個階段，大腦與身體的恢復速度亦能快上許多。

「立刻清醒」的技術有四種。**這些技術讓你可以在醒來之後馬上開始全速運轉**。

與「馬上入睡」的技術相反，「立刻清醒」的技術可讓人從睡眠中「放鬆的大腦與身體」瞬間切換成白天工作所需「活躍的大腦與身體」。這項技術可解決許多人「應該要早點起床，卻還是會懶懶地躺在床上發呆，沒辦法離開被窩」、「鬧鐘響好幾次還是賴床起不來」、「早上精神不濟」等問題。

當然，「立刻清醒」的優點不只是減少睡眠時間而已。若你能「立刻清醒」，那麼在你醒過來的瞬間，體內的腎上腺皮質就會分泌充分的激素，使身心準備好承受一整天各式各樣的壓力來源。

也就是說，**若能在起床瞬間立刻清醒，便能讓身體為「今天一整天」做好準備**。

此外，當你實現「馬上入睡、立刻清醒」的目標，要控制睡眠時間就簡單多了。即使你每天都在同一個時間上床睡覺，要是你入睡的時間與醒來的時間不固定，每天「實際的睡眠時間」也會長短不一。

這麼一來，每天的精神狀況也會有很大的差異。這時我們就需要靠STEP 4所提到的「縮短睡眠時間」的方法來控制實際的睡眠時間。

像這樣，從「品質」與「時間」兩方面下手，能讓你往短眠者的目標邁進。而首先需要縮短的就是「蓋上棉被到睡著的時間」以及「醒來後到離開床鋪的時間」。

利用「刺激控制法」，只要看到棉被就會想睡

利用條件反射培養入眠的技術

首先就來介紹「馬上入睡」的技術吧。

即使蓋上棉被，還是會輾轉反側難以入眠……這對於睡眠時間本來就不多的現代人來說是個很大的問題。

不過在多數情況下，是因為沒有打理好「睡眠空間」才會造成這個問題。

簡單來說，你的**被窩可能不被大腦認為是個「睡覺的地方」**。若你會開著電視在棉被上翻來覆去，或有著在被窩中玩手機的習慣。大腦就不會認為被窩是一個「睡覺的地

方」，而是像客廳沙發之類「可以讓人慵懶躺著的地方」。

你是否聽過「巴夫洛夫的狗」？

如果每次都「在餵狗飼料的時候搖鈴」，漸漸地，每當狗兒聽到鈴響就會聯想到「有東西可以吃」，而開始流口水。

這就是所謂的「條件反射」現象，人類也有類似的反應。像是看到酸梅會開始分泌唾液，就是一種條件反射。

既然如此就該好好利用一下這種現象。

也就是要**建立「棉被＝睡覺的地方」這樣的條件**。

利用條件反射現象，我們可以將「棉被只能用來睡覺，不能用來做其他活動」的印象植入腦內。這種方式就叫做「刺激控制法」，美國於30年前左右開發出了這種方法。

只有在睡覺的時候才可以看到棉被

要在自己的腦中建立起棉被「只能用來睡覺」的印象，就必須力行「不把任何東西帶入寢室」。不管是電視、智慧型手機、電腦、食物、飲料等東西，一概不准攜入寢室。而且只有在要睡覺時才進入寢室，請養成這樣的習慣。

若你住在公寓裡的單人套房，睡覺與平時的生活在同一個房間，就請你在睡覺以外的時間用床罩把床蓋起來，直到你晚上要睡覺的時候再把床罩拿掉。這麼一來，每當你看到棉被時，就會意識到「棉被＝睡覺」，長久下來便會留下強烈的印象。

同樣的，如果是打地鋪，白天時就把它摺好收好，睡前再鋪出來。如果是沙發床，早上起床後就把床折回沙發的樣子。總之，請把白天的樣子與睡前的樣子明確區分開來。

養成習慣，睡不著時「先離開棉被」

從條件反射的角度來看，要是睡不著，最好也別待在被窩裡。

要是仍一直待在被窩裡，就會建立起「棉被＝睡不著的地方」這樣的條件，使你開始失眠。

若蓋上棉被後30分鐘以上還是睡不著，就表示身心尚未意識到現在是「睡眠時間」，這時就下定決心離開被窩吧。

然後依照以下的指示做，若開始想睡再回到棉被。

▼喝點熱牛奶、藥草茶

鈣質含量豐富的牛奶有安眠效果，加熱後喝下可讓身心放鬆。溫熱的藥草茶也有放鬆的效果，故相當推薦。

▼聆聽古典音樂或治癒類型的音樂

像是莫札特、巴哈的曲子，具有「1／f波動」的特性（1/f fluctuations），有放鬆身體的效果。

▼做伸展運動

「血流滯礙」為失眠的原因之一。若在血液循環較差時睡覺，原本應該要下降的核心體溫卻降不下來，將使個體難以入眠。

若想改善這種情形，可參考次頁所介紹的「讓身體切換至睡眠模式的伸展運動」。慢慢伸展肌肉，並讓血管收縮，便能改善血液循環變差的問題。

在床上做伸展運動、再到廚房喝一點溫熱的藥草茶或牛奶，待心情平復下來後，再回到棉被裡就行了。

讓身體切換至睡眠模式的伸展運動①

1 仰躺在棉被上，盡可能伸展雙手雙腳

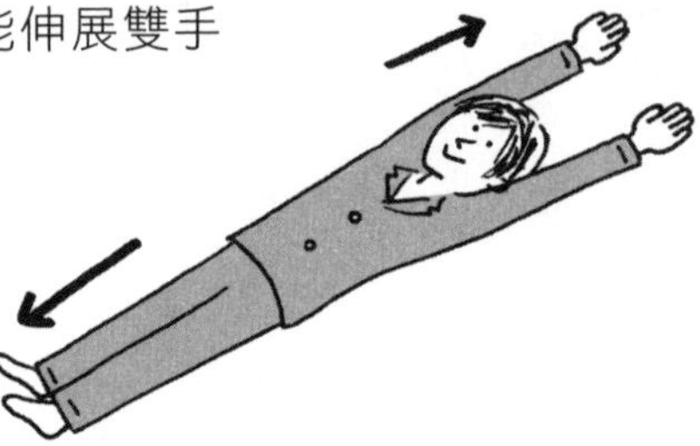

2 將雙手雙腳慢慢地往左右擺動數次

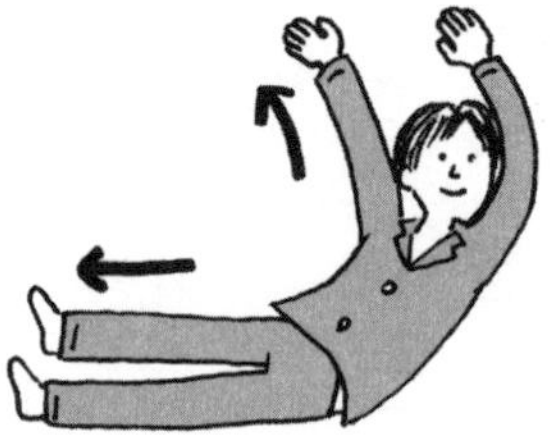

3 雙手將其中一邊的膝蓋慢慢舉至胸前再放回去。左右膝交替進行，各重複5次

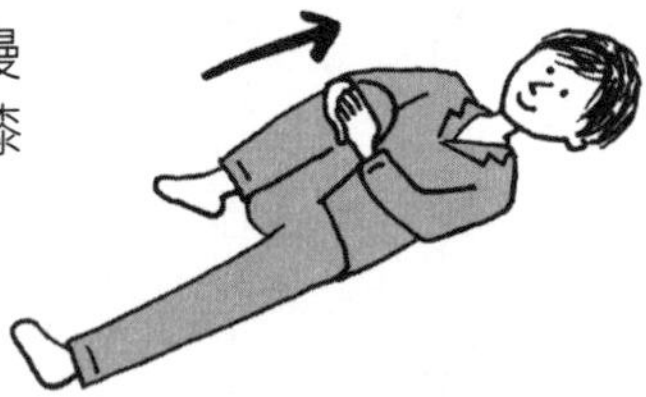

4 慢慢起身，雙手抱住雙膝，將身體縮成一團。保持這個狀態前後搖動身體

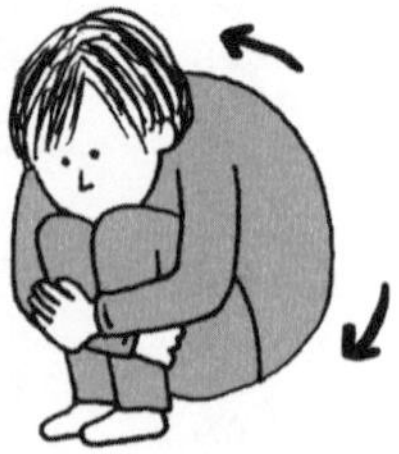

讓身體切換至睡眠模式的伸展運動②

1 趴在床上，伸直雙手挺起上半身

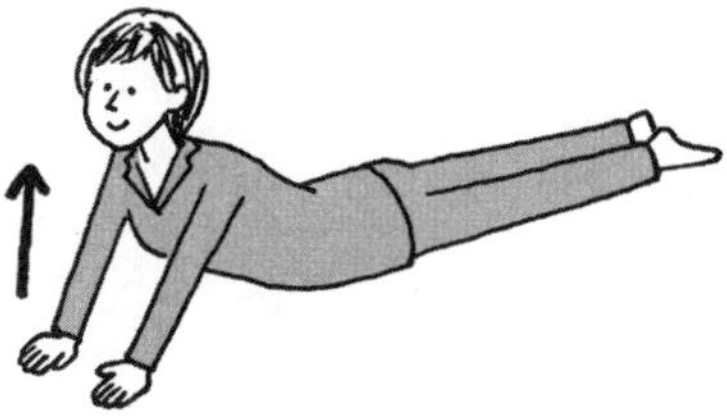

2 邊吐氣邊將臀部往後拉、雙手往前伸。重複數次步驟1～2

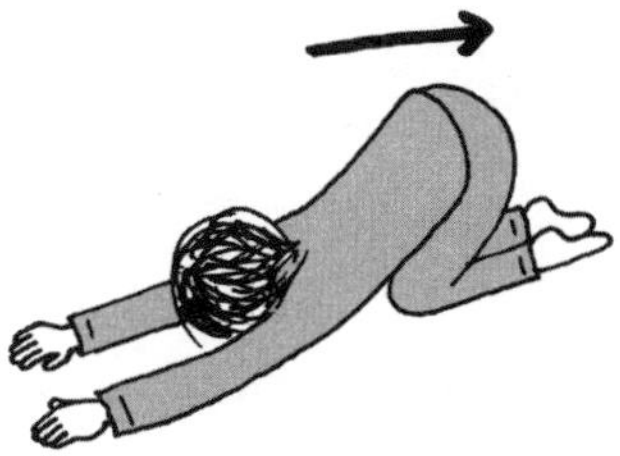

3 將枕頭放在大腿下，手掌朝下，雙手展開橫放。保持這個姿勢抬起左腳，慢慢地往右邊扭。接著右腳也做一樣的動作，左右各做5次。

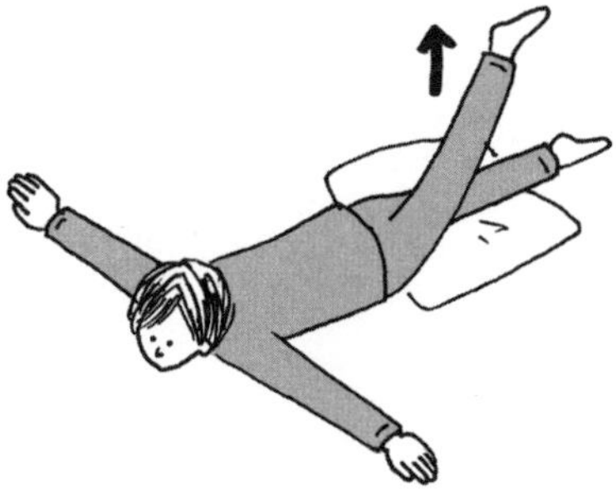

可與助眠藥一較高下的「四種香味」

科學佐證，來自「香味」的睡眠效果

香味可改變人類的心理狀態。許多相關的科學研究中，數種香味已被證明有其效果，可以讓人更好睡。其中代表性的香味包括。

- **薰衣草**
- **雪松醇（雪松木）**※柏樹及杉樹的香味
- **咖啡**

・洋蔥

接著來說明這些香味分別有什麼效果吧。

▼薰衣草

在有舒眠效果的香味中，最有名的就是薰衣草。最近在醫療機構以及照護設施中也會使用。

一份來自英國倫敦的老人醫院之研究報告指出，若讓常使用助眠藥的患者聞薰衣草的香味，他們就**能在不需助眠藥的情況下睡得更加深沉，不再於深夜四處徘徊**。而且也能減少他們在白天的睡意，一整天都能過得很有精神。

日本也在進行類似的研究。在一項以大學生為受試者的睡眠腦波實驗中，讓大學生聞著薰衣草的香味，蓋上棉被入睡，他們進入深層睡眠的時間明顯比沒有聞到薰衣草香味，只是單純蓋著棉被入睡的人還要久。可見薰衣草的香味確實能促進睡眠。

▼雪松醇（雪松木）

雪松醇存在於柏科與杉科樹木的香精油中。當你泡在由柏木製成的澡桶時，會感覺比泡在一般的浴缸內更容易放鬆，就是因為有雪松醇的關係。在針葉樹林內進行森林浴可以消除疲勞，也是因為雪松醇的作用。

有一項實驗是讓大學生受試者們從就寢前2小時到就寢開始後的2小時間（共計4小時）聞雪松醇的香味。

實驗結果相當令人驚艷。與沒有聞雪松醇的組別相比，聞雪松醇香氣入睡組別的實驗者，**蓋上棉被到睡著的時間減少了45%**。這個數字顯示雪松醇的效果與助眠藥相當。而且夜晚自行醒來的次數也少了很多。

市面上有許多雪松醇與薰衣草製成的精油產品。可使用水氧機於寢室製造散發這些香味的環境。

▼咖啡

一般認為咖啡的清醒功效比鎮靜功效還要強，不過如果只聞咖啡香而不喝咖啡，確實有著促進睡眠的效果。

研究發現，聞到咖啡香時，腦波中**被當作放鬆指標的α波明顯增加了許多**。

不過，依照咖啡豆種類的不同也會有不同的效果。舒眠效果最好的是瓜地馬拉與藍山。這類咖啡豆可增加α波，有穩定心神的效果，可讓你睡得更好。

▼洋蔥

我以前曾協助過一個電視節目企劃。該企劃中，幼稚園的老師們因為小朋友沒辦法好好午睡而苦惱，故我們試著拿洋蔥的味道給小朋友聞，看他們會不會有睡意。

在沒有洋蔥香氣的房間內，小朋友們就像平常一樣精神飽滿，沒辦法好好午睡；不過在放有切丁洋蔥的房間內，小朋友們大都自然而然地開始午睡。

事實上，洋蔥的香味中含有名為「二烯丙基二硫」的化學物質，可讓心情平靜，有很好的助眠效果。不只洋蔥含有二烯丙基二硫，蔥、韭、大蒜、薤等有獨特刺激香味的食材內都含有豐富的二烯丙基二硫。

不過，要是香氣太重會有反效果。如果你想試試看洋蔥，只要將少量洋蔥切丁放在房間內，讓房間內的人可感覺到若有似無的香氣即可。

利用「煩惱筆記」停止在棉被中想東想西

把各種煩惱、躁鬱都收進抽屜

現代社會的人們即使已離開公司，還是會在回家途中或在家確認公司的郵件，並隨時在社群網站上與人聯繫。在上床睡覺前都處於容易累積壓力的環境。

要是在蓋上棉被前，沒有將這些壓力、煩躁感消化，便會難以入眠。想必很多人都有這樣的經驗。

若想要一躺下就睡著，在入眠之前把心裡的煩躁感全都抒發出來，是最好的做法。

但要怎麼抒發呢？若只是一直逼自己「把煩惱忘記」、「別再想了」，通常不會有作用。

這時就該輪到效果超群的**「煩惱筆記」**登場了。

不需準備什麼特別的東西。

需要的只有一本A4筆記本和筆而已。你可以在這本筆記本上寫下一直壓仰在心中的煩躁感，或者是今天一整天發生的各種討厭的事情。像是：

- 突然被客戶莫名其妙地罵了一頓，我卻沒辦法反駁，只能呆呆地給他罵。實在很不甘心
- 我很喜歡的〇〇好像有戀人了。連戒指都戴起來了，讓我有些在意。
- 想到還要照顧家人就覺得很痛苦。現在的工作還有辦法做下去嗎？

寫下之類的內容。不管是多負面的感情、多枝微末節的事都可以寫。除了你以外沒有人會看到這本筆記，所以可以寫下任何你想寫的東西。

寫完後就把筆記闔起來，放進抽屜裡。然後對自己說：

「好，今天到此結束。」

大聲說出代表一天結束的台詞。這個動作可幫助你切換心情。人要是沒在適當時機把腦中雜七雜八的思緒吐露出來，就會漸漸視而不見，甚至避免再去碰觸與理解。

所以最好把大腦的各種煩惱、憂慮化為文字寫出來，發洩出來。寫完之後，把筆記放入抽屜時，大聲說出：

「好，今天到此結束。」

把負面感情通通發洩出來。

這個**雙重抒發**，就像是在對自己說「再來就好好睡一覺吧」一樣，有著強烈的暗示效果。

結束這些動作後馬上蓋起棉被睡覺。今天到此結束。明天的事明天再說。

筆記一定要手寫！嚴禁打字

在寫「煩惱筆記」時，最重要的是**一定要「用手寫在紙上」**。

用智慧型手機的備忘錄功能，或者是用電腦打字都不行。

因為智慧型手機或電腦畫面的藍光有激發大腦清醒的效果。

記得一定要寫在筆記本上。

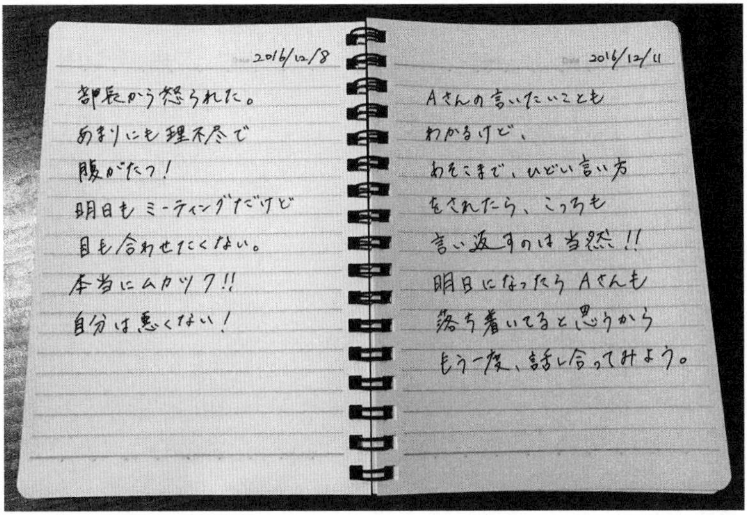

成功者都在使用的「睡眠迴避法」有什麼神奇的效果

「只要睡一覺」就能解決問題

對那些常在晚上想東想西的人，還有一種解決的方法，那就是「睡眠迴避法」。

工作到一半卡住，或者是有個問題必須在明天解決卻還不曉得該怎麼辦，人們常會在被窩裡一直思考該怎麼處理這個問題。

但你知道嗎？事實上，與其在被窩裡反覆思量問題，不如把心一橫逃避現實「先睡再說」，這樣更容易想到解決方式。

這種行為看起來很像是「靠睡眠逃避問題」，但這絕對不是「逃避現實」，而是一種有效的「問題解決手段」，科學上也有其根據。

只要睡覺就能解決問題。聽起來夢幻，但這確實是睡眠所擁有的功能。

「睡眠迴避法」造就了偉大發明與諾貝爾獎得主

你一定也有過「早上起來時，突然想到解決方法」的經驗。事實上，這種現象並不是偶然。

當然進入睡眠的快速動眼期，大腦會從清醒時所儲存的資訊中，整理重要的部分進行再處理。類似電腦的「最適化」過程。

特別是當你有很龐大的煩惱，這種「最適化」的功能會更強。**大腦會整理老舊的記憶，並將其與新的記憶連結，產生新的想法**。這就是「睡眠迴避法」的機制。

藉由睡眠迴避來產生新想法的方式，又被稱作「追憶法」或「Reminiscence」。據說發明家愛迪生，以及1949年獲得諾貝爾物理學獎的湯川秀樹博士，都是利用這種方法解決難題的。

催生諾貝爾獎等級的潛力，這就是「睡眠迴避法」的厲害之處。

若想活用睡眠迴避法，需注意兩個重點。

其一為**「不要執著於睡眠」**。為了實行睡眠迴避法而急於入眠，反而會讓人過於緊張而睡不著，本末倒置。

其二為要在睡前**「在腦中好好整理想解決的問題」**。也可以將相關資訊寫在手帳或筆記本上。若能在你還清醒的時候將資訊整理清楚，便能提高睡眠時大腦的最佳化效率。

馬上睡著的技術⑤

白天的交感神經切換至夜晚的副交感神經

總是睡不好的真正原因

之所以蓋上棉被卻無法入眠，壓力就是最大的原因之一。

一個人的壓力過大時，自律神經沒辦法正常運作，便有可能會難以入眠。

自律神經負責的工作包括控制心臟跳動、內臟運作、各種激素的分泌、血流流量等，這些生理變化皆無法由個人意識控制。甚至可以說，**自律神經的運作控制著人的行為**，這樣講並不為過。當然，睡眠也不例外。

自律神經可分為兩大類神經。包括增進身體活動的**「交感神經」**，以及讓身體放鬆的

「副交感神經」。而與睡眠密切相關的是有夜晚的神經之稱的副交感神經。

環境與腦內物質的影響，身體可切換交感神經活躍或副交感神經活躍。不過有的時候這所謂的「切換」卻不怎麼順利。當你蓋上棉被後卻怎麼樣也睡不著，**很有可能就是因為自律神經還停留在白天的狀態，沒有順利切換**的關係。

在負責增進身體活動的交感神經之活躍下，身心會一直處於興奮、緊張的狀態。若想要順利睡著，就必須切換至副交感神經。

讓你進入深層放鬆狀態的「腹式呼吸」

若想將自律神經切換至副交感神經，「腹式呼吸」是一種效果很好的方法。

當你下意識的深呼吸時，可使副交感神經開始運作，讓你的身體狀態逐漸轉變成與睡著時類似的深層放鬆狀態。

腹式呼吸不只能引起睡意，也有提高睡眠品質的效果。若能養成每天晚上進行腹式呼吸的習慣，不只容易入睡，還能享有高品質的睡眠，可說是一石二鳥。快照著左頁的說明試試看腹式呼吸吧。

讓你進入深層放鬆狀態的「腹式呼吸」

1 躺在棉被上呈大字型。不使用枕頭，並使手掌朝上

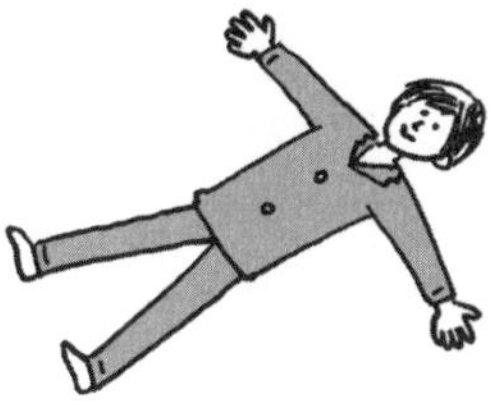

2 數1、2、3，同時用鼻子慢慢吸進空氣，使腹部逐漸膨脹

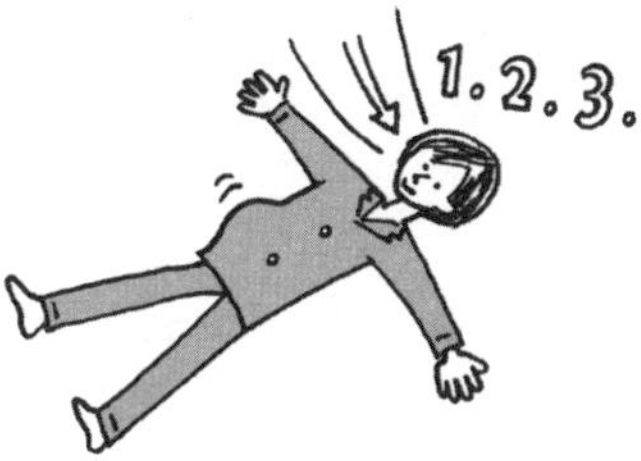

3 確認腹部有明顯膨脹，再數4、5、6，同時慢慢從口中吐氣

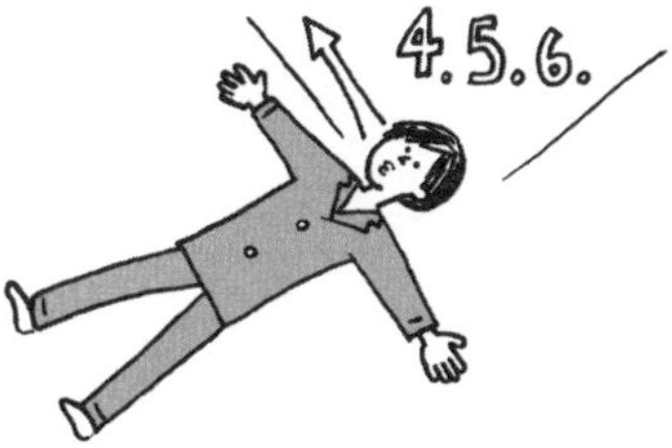

4 吐完氣暫時停止呼吸3秒鐘，再回到步驟2

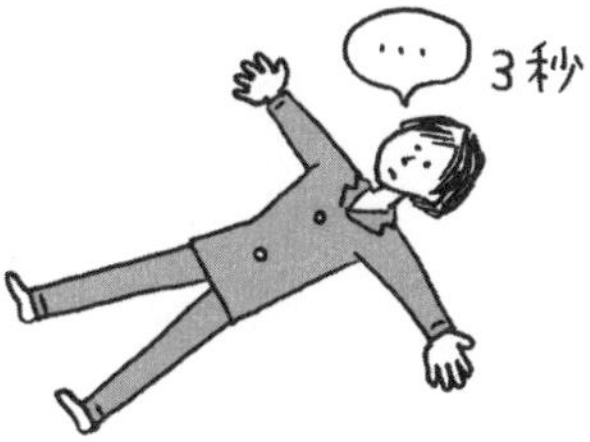

5 重複步驟2～4，持續3分鐘

創造屬於自己的「睡眠儀式」

這些我們常做的「儀式」可增加睡意

晚上睡覺前的習慣，或是一定會做的事，就叫做「睡眠儀式」。用儀式這個字或許是有點誇張，其實像是「刷牙」、「上廁所」、「換上睡衣」等行動，都可以算是睡眠儀式。簡單來說，只要是在睡前一定會做的事，都可以算是睡眠儀式的一部份。

若想順利入眠，進行睡眠儀式是一種很有效的方法。

重點在於，必須養成每天重複進行相同行動的習慣。當你開始進行睡眠儀式的各種行為時，大腦就會意識到「啊，這些行動代表接下來要睡覺囉」，並自然而然地產生睡意。這和「巴夫洛夫的狗」的原理相同。

選擇可在睡前進行、不需思考的動作

就像許多人的習慣一樣，「刷牙、換上睡衣」是最常見的睡眠儀式。畢竟，**從認真動腦的時間，切換到休息時間，中間需要一段過渡期，而這個過渡期，最好能做一些「不需思考的動作」**，比如「簡單的整理」、「伸展運動」、「聽音樂」之類。

另外，前面介紹的腹式呼吸也是一種很有效的睡眠儀式。若你能選擇一些簡單而易於維持的習慣，自然而然地培養自己的睡眠儀式，那麼即使外在環境稍有改變，你也一定能馬上入眠。

「滑手機」具有兩杯濃縮咖啡的清醒效果，睡前千萬別這麼做

確認工作相關的郵件，務必在早上進行

想必你曾經耳聞，資訊產品的螢幕所產生的「藍光」對身體會有不好的影響。眩目、閃爍的螢幕確實會傷害到人類的眼睛。工作會用到電腦的人們，常會有眼睛疲勞或眼睛疼痛的症狀，應該也與藍光有關。

而最近的研究亦顯示，資訊產品的藍光不只會直接傷害到眼睛，也可能會讓人難以入眠。

英國愛丁堡睡眠中心Chris Idzikowski博士的研究結果顯示，「資訊產品的顯示畫面所

發出的藍光會刺激大腦，使褪黑激素停止分泌」。褪黑激素是一種睡眠激素，要是褪黑激素停止分泌，自然會難以入眠。

此外，郵件本身的內容也有很大的影響。干擾睡眠的最大原因就是壓力，而郵件內容很有可能會讓你產生新的壓力，或讓你的精神亢奮。

關於這點，Idzikowski博士指出**「即使只是稍微看了看工作相關的郵件，這個動作讓大腦興奮的幅度，卻相當於喝了兩杯濃縮咖啡一樣」**。這劑量真是可怕。

但反過來說，利用早上確認工作相關郵件卻有助於打開大腦的開關，讓大腦迅速切換至認真模式。

就算晚上去確認工作相關的郵件，能做的事也相當有限。因此確認郵件這種事還是「白天做就好，晚上別碰」。

學會理想的清醒方法「自我清醒法」

促腎上腺皮質素的分泌

只要做到前面所介紹的七種「馬上睡著」的技術，從明天開始，你就能減少睡眠時間的浪費，並提高睡眠品質。

接著若能再掌握以下介紹的「立刻清醒」技術，你以前所浪費的睡眠時間甚至可直接歸零。

而且，過去當你起床時，隨之而來的心理壓力有時會讓你「想再多睡一點」，甚至可能在起床時的數小時內腦袋都無法運作。這種煩惱也會煙消雲散。

清醒時心情舒爽，起床後馬上就能全力運轉，表現你認真的一面。

講到立刻清醒的技術，首先我想提的是「理想的起床方式」。

對你來說，理想的起床方式是什麼樣子呢？

剛起床時，首先會感覺到的壓力大概是「想再多睡一點」之類的心情吧。明明還想多睡一點，但還是被鬧鐘強行叫起來了……邊聽著耳邊的鬧鈴，邊想著「實在有夠吵啊」，想必你有過這樣的經驗。

「我還想再多睡一點啦！」、「我馬上就要起床了啦！」在這種煩躁的心情下逐漸清醒……早上最讓人有壓力的或許就是鬧鈴聲吧。

雖然聽起來像是廢話，不過讓人們覺得最舒適、最理想的起床方式，就是自然醒。如果每天都能像休假日一樣，不需在意起床的時間，想起床的時候再起床，該有多好啊……會這麼想的人一定不只有你一個。

事實上，只要縮短睡眠時間就能實現這個理想。

人類有所謂的「自我清醒能力」，也就是讓自己在想起床的時刻起床，像是夢幻一樣的能力。若能完全活用這種能力，就能夠不依賴鬧鐘自行起床。

有一項有趣的實驗，將實驗者分成「不需鬧鐘就能自行起床的人」以及「需要鬧鐘才能起床的人」，研究人的自我清醒能力。

不需鬧鐘就能醒過來，也就是能「自我清醒」的人，他們在醒來前的一小時，身體就會自動分泌能讓人自然醒的「促腎上腺皮質素」，讓人在醒過來時感到神清氣爽。另一方面，需要靠鬧鐘強制喚醒的人，他們的促腎上腺皮質素的分泌量不會增加，剛醒來時身體還沒進入狀況。

促腎上腺皮質素可讓心跳與血壓上升，並促進全身細胞活動，有提升抗壓性的功效。自我清醒能力高的人，**身體會看準時間，在起床之前開始分泌促腎上腺皮質素，使身體預先做好準備，醒來後可以馬上開始活動。**

也就是說，如果你能夠自然清醒，不只醒來後會覺得神清氣爽，也可以讓身體在醒來前就做好準備，醒來後可立刻進入狀況。

想在5點起床就打枕頭「5下」

那麼，如果你沒有鬧鐘就醒不來，該怎樣訓練自己不再依靠鬧鐘呢？

方法很單純。**只要在心中用力地想「要在某時某分起床」就可以了**。這麼一來，就可以在想起床的時間點醒過來。

聽起來很像在騙人，但其效果卻有確實的實驗證據。

在這個實驗中，研究人員向受試者A說「明天請你試著在6點自行起床」，並請他在睡在沒有時鐘的房間內。

另一方面，再向受試者B說「明天請你試著在9點自行起床」，並請他同樣睡在沒有時鐘的房間內，但隔天在6點時出其不意地把他叫起來。看來這實驗對受試者B似乎不怎麼友善。

然後再檢測兩個人促腎上腺皮質素的分泌情形。

結果研究人員發現，受試者A為了要在6點起床，從4點30分起就開始增加促腎上腺皮質素的分泌量，使身體自然而然地開始準備醒過來。

另一方面，受試者B在6點時，促腎上腺皮質素還未開始分泌，因為大腦以為身體要在9點起床，還沒做好準備。

在6點強行把B叫起來，他的促腎上腺皮質素分泌量會在起來的瞬間一口氣增加許多。由於身體必須在預定的時間以前盡快醒過來，故身體各部分會全速運轉，這時促腎上腺皮質素才開始分泌。

對B來說，這個實驗大概是個不怎麼令人舒服的起床經驗吧。

總而言之，**人類的生理機能讓你只要有「必須在○點時起床」的想法，就可以調整體內時鐘，讓你在那個時間點起床**。

當然，這樣的體內時鐘沒辦法像鬧鐘一樣準確，不過通常可以讓你在想起床的時間點的前後15分鐘左右，讓你自然醒過來。

若你想提高時間的精準度，可以打幾下枕頭，**看你想在幾點起床就打幾下**。譬如你想在5點起床，那就從1開始依序大聲念出數字，並打枕頭5下。這個動作會烙印在記憶中樞內，成為一種效果很好的自我暗示。

另外，如果你堅信「自己一定可以起得來」，自我清醒的能力就會更強。

「改變鬧鈴聲」讓起床沒壓力

單靠「自我清醒能力」想在上班日自己起床，或許還是讓人有些不安。這時候就在鬧鈴下點功夫，讓自己能在沒有壓力的情況下自己起床吧。

為了讓自己在最沒有壓力、最自然的情況下起床，可以試著唸出自己的名字並錄下來，設定成鬧鈴。

醫生在確認患者意識的時候會呼喚患者本人的名字，就是因為人類對自己的名字會有很大的反應。

這種反應與「雞尾酒效應」（cocktail party effect）有很大的關係。

所謂的雞尾酒效應，是指人們在人聲吵雜的地方聊天時，還是能聽得出對方在說什麼，也容易注意到有提及自己的名字、或與自己有關的話題。

因為人類的耳朵擁有聽力選擇能力，可以從接收的聲音中，識別對自己較重要的聲音，選擇性地聆聽。

所以，當你聽到有自己的名字的錄音時，讓你清醒的效果會比單純的鬧鈴聲還要好。就算是很小的聲音，也會讓大腦產生反應，故不會造成太大的壓力。請你一定要試試看。

「五分鐘的回籠覺」讓你清醒時很有滿足感

「回籠覺」能帶來意想不到的效果

醒來之後再躺回去睡一覺，就是所謂的「回籠覺」。在一般人的印象中，是種很懶散的行為，對健康也不好。

但事實上，**回籠覺對身體不但沒有壞處**，相反的，回籠覺不管是對心理還是對身體都有很大的好處。

被鬧鐘吵醒時，發現「今天是休假日」而按掉鬧鐘，蓋回被子睡回籠覺，這是多麼幸福的場景啊。

這時體內會分泌大量的抗壓激素「皮質醇」。

皮質醇是一種可增加抗壓性的激素。在人們醒來前的1～2小時內，體內的皮質醇分泌量會急速增加，使人們做好心理準備，以面對「今天的壓力」。

當人們睡回籠覺時，可再促進皮質醇的分泌，使人們的心理準備更加充足，更不容易受傷。

回籠覺還有其他效果。睡回籠覺時的大腦內，促進神經放鬆的 α 波能發揮很大的影響力，且會分泌一種腦內神經傳導物「腦內啡」。

當你聽到你喜歡的音樂、潺潺流過的小河等讓人平靜的聲音時，腦內啡便會大量分泌，使身心的緊張感能舒緩下來。

只是單純任由睡眠的慾望擺布而睡個回籠覺，就像是聽到潺潺水流聲般讓人平靜。不覺得很棒嗎？

睡回籠覺有規則

然而，就算睡回籠覺對身心有好的影響，也不表示回籠覺可以睡好幾個小時。

若想要讓抗壓激素「皮質醇」的分泌量達到最大，並使睡回籠覺的行為不會影響到每天的生活，那麼就必須遵守**「回籠覺只睡5分鐘，且只睡一次」**的規則。要是回籠覺睡超過10分鐘，就已經不能算是回籠覺，而是深度睡眠了。

當聽到鬧鈴響起而醒過來時，把它設定成五分鐘後再響一次，並在下一次鬧鈴響起時精神抖擻地醒過來吧。當然，你可以直接重新設定鬧鐘在五分鐘後響起，或者利用鬧鐘本身的回籠覺功能。

另外，再怎麼說這也只能算是「回籠覺」，所以回到被窩的次數「僅限一次」。要是按掉三四次鬧鐘還繼續睡下去，就不叫做回籠覺了。

利用早上起床「五分鐘的回籠覺」，讓皮質醇與腦內啡發揮最大的效果，開啟一天的行程吧。

順帶一提，「自我清醒法」與「回籠覺」的技巧是可以併用的。藉由自我清醒法醒過來，再設定鬧鐘時間，來個「五分鐘的回籠覺」，起床時能更加神清氣爽。

立刻清醒的技術③

剛起床時做「等長收縮運動」讓你更為神清氣爽

起床的1分鐘內進行準備運動

雖然這聽起來與我們介紹的「立刻清醒」的技術有些矛盾，但早上醒來後馬上下床是一件很危險的事。

睡覺會有好幾個小時的時間人體處於橫躺狀態，故身體會變得比較僵硬。有些人會在剛醒來時因為起身太突然而閃到腰。

醒過來時，應該先稍微活動筋骨，讓血液循環至全身，使體溫上升。

要想達到這個目的，效果最好的方式就是最近逐漸受到矚目的**「等長收縮運動」**

（**Isometric exercise**）。

所謂的等長收縮運動，是指在不改變肌肉的長度下對身體施力。這個運動不需要任何工具，對肌肉也不會造成負擔，且短時間內就能達到一定效果。等長收縮運動的重點包含以下兩個：

- **專注施力在想要運動的部位，10秒內不要做任何動作**
- **不要停止呼吸**

隨時提醒自己要注意這兩個重點，運動脖子、肩膀、腰部的肌肉，使身體暖和起來。以下將介紹三種等長收縮運動。請你照著左邊的插圖做。

這三種等長收縮運動不只對直接施力的脖子、肩膀肌肉有很好的效果，也對腰部肌肉有好處。有些人就是因為腰部肌肉僵硬，睡眠時便不容易翻身，進而產生睡眠障礙。為了提高睡眠品質，利用剛起床的時間做等長收縮運動吧。

剛起床時做等長收縮運動

等長收縮運動1

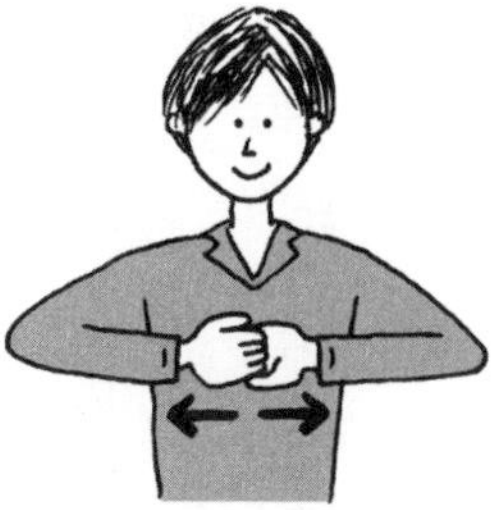

1 一手心朝內，一手心朝外，將拇指以外的四隻手指頭互相勾住

2 將雙手使勁往外側拉扯

3 向前挺胸，想像背部的兩塊肩胛骨在彼此靠近，持續10秒鐘

等長收縮運動2

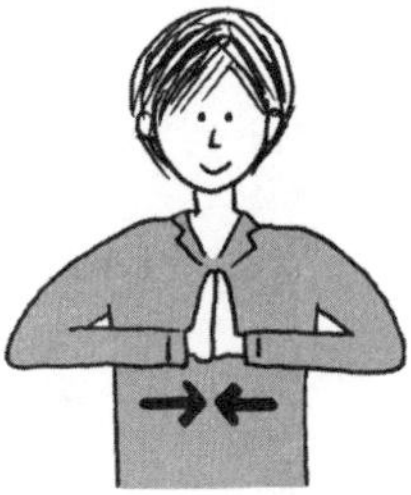

1 將雙手合掌靠近胸口。

2 將手肘稍微往上抬，雙掌朝內施力。持續10秒鐘

等長收縮運動3

1 仰躺於床上，立起雙膝

2 讓雙手手臂呈直角

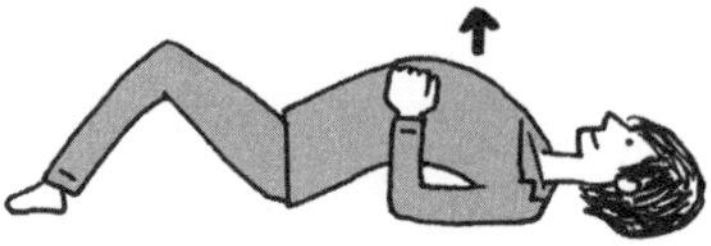

3 將雙手手肘靠在床上，以其為支點將胸部往上抬起。持續10秒鐘

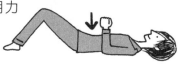

4 再反方向將背部往床的方向用力推。持續10秒鐘

5 重複步驟3～4約4次

應酬喝太多、加班到半夜，隔天沒精神該如何解？

前一晚睡眠環境差，隔日一早也能「立刻清醒」的救急法

如果你有照著前面所提到的方法去做，應該已確實學會「立刻清醒」的技巧。不過，要是出現了意料之外的情形，像是前一天喝得太多，或突然被要求加班，隔天起床時應該會覺得很難受。

故接下來要介紹的就是能強制讓大腦與身體開始運轉的兩種方法。

▼早上淋浴

要讓身體醒過來，很重要的一點是要提升體溫與血壓。然而有些人體質特別涼或容易低血壓，要靠身體自行提升體溫與血壓是件很困難的事，使他們難以為一整天的活動做好準備。

而我想推薦給這種人的方法，就是「早晨淋浴」，使身體暖和。建議使用40∫42度的水溫。藉由淋浴的刺激啟動身體的活動，使支配白天的神經——交感神經活躍起來。

另外，用熱水淋浴時，可讓身體開始合成「熱休克蛋白」。這種蛋白質可修復體內受損的細胞，提高免疫機能。

▼甜食

巧克力等甜食可以提供大腦養分，也會使血糖與血壓上升，進而讓體溫上升。另外還可以吃香蕉，香蕉含有豐富的色胺酸，可在體內轉換成能促使人們清醒的血清素。若早上趕時間可以用來代替早餐。

這兩種方法可強制啟動大腦與身體，若前一天的睡眠環境太差，請你一定要試試看。

STEP 1 重點整理

馬上睡著的技術　To Do list

- □ 一看到棉被就會想睡覺的「刺激控制法」
- □ 睡不著就離開被窩。做點伸展運動或喝熱牛奶
- □ 善用與助眠藥效果一樣好的「四種香味」
- □ 把煩惱寫在「煩惱筆記」上，不要帶進被窩
- □ 若碰上難題，把「睡起來就能解決」當成選項
- □ 靠腹式呼吸來切換自律神經
- □ 創造屬於自己的「睡眠儀式」
- □ 就寢前不要滑手機看工作訊息

立刻起床的技術　To Do list

- □ 睡覺前，依照你的「起床時間」打枕頭數次；使腎上腺皮質素的分泌時間配合起床時間
- □ 將鬧鐘的鬧鈴設定成「自己的名字」的錄音
- □ 靠「五分鐘的回籠覺」讓你起床時的幸福感倍增
- □ 起床時做「等長收縮運動」
- □ 有效活用「淋浴」與「甜食」，讓你在應酬的隔日早晨起床仍能神清氣爽

STEP

2

提升睡眠品質，讓大腦與身體皆能迅速恢復

入眠後三小時的「熟睡」便可讓你早上「神清氣爽」

非快速動眼期，紓解大腦疲勞、修復身體細胞

STEP 2將會介紹如何提升睡眠的品質。讓你在短時間的睡眠後，便能讓大腦與身體充分休息。

在這之前，我想先簡單說明「睡眠」是怎麼一回事。或許聽起來會有點艱澀，但為了理解睡眠的品質從何而來，應先明白相關機制的運作方式。

首先，睡眠可分為讓大腦休息的「非快速動眼期」，以及讓身體休息的「快速動眼期」兩種。

非快速動眼期的睡眠又被稱作「腦的睡眠」，非快速動眼期的主要目的為分泌消除壓

力的激素。趁著大腦休息時，促進身體的新陳代謝，提升免疫機能，使細胞得以汰舊換新。

要是在非快速動眼期醒過來，大腦和身體仍會感到相當疲累，覺得好像還沒睡飽一樣。這是因為「大腦正在休息，且身體也在保養中」，還沒做好醒過來的準備，睡眠卻突然被打斷的關係。

另一方面，快速動眼期的睡眠又被稱作「身體的睡眠」。此時身體雖然在休息，但大腦卻在活動中。**這個階段的主要目的在於固定記憶與回復肌肉疲勞**。

而這時的大腦之所以會活躍起來，是為了進行記憶的「整理」與「再構成」。此時大腦會從清醒時所累積的資訊中，篩選出對自己有必要的部分進行再處理。就像是為電腦進行「最適化」的過程一樣。

這個時候的身體處於放鬆的休息狀態，而大腦則處於活動中、淺眠的狀態，故如果在這個時候醒過來會覺得神清氣爽。

提升非快速動眼期的睡眠品質

睡眠過程可依照睡眠深淺分為「非快速動眼淺眠期」、「非快速動眼深眠期」、「快速動眼期」等三個階段。如左頁所示，人們在入眠後，睡眠程度會先越來越深，到達某個深度之後再往回變得越來越淺。

而睡眠最淺的時候會切換成快速動眼期，此時大腦會持續活動10～20分鐘，然後再次進入非快速動眼期，使睡眠程度越來越深。

人類的睡眠會在這三個階段間反覆變換，讓大腦與身體逐漸恢復。能讓非快速動眼期與快速動眼期達到平衡，正是擁有複雜大腦的人類的一大特徵。

或者也可以說，大腦不像人類那麼複雜的動物，不需要從睡眠時間中特地分出非快速動眼期讓大腦休息。

因此，**如果想要發揮人類特有的長才，就必須多重視可以紓解大腦疲勞的非快速動眼期**。

當然，快速動眼期的睡眠也有著「整理記憶」這個重要的功能，不過這必須建立在非快速動眼期時，大腦有得到完整休息的大前提之上。

也就是說，讓睡眠中的非快速動眼期與快速動眼期達成平衡，對人類來說才是最合適的睡眠。而且，**若能提升非快速動眼期的睡眠品質，就能睡得更為深沉**。

非快速動眼期與快速動眼期的週期變化

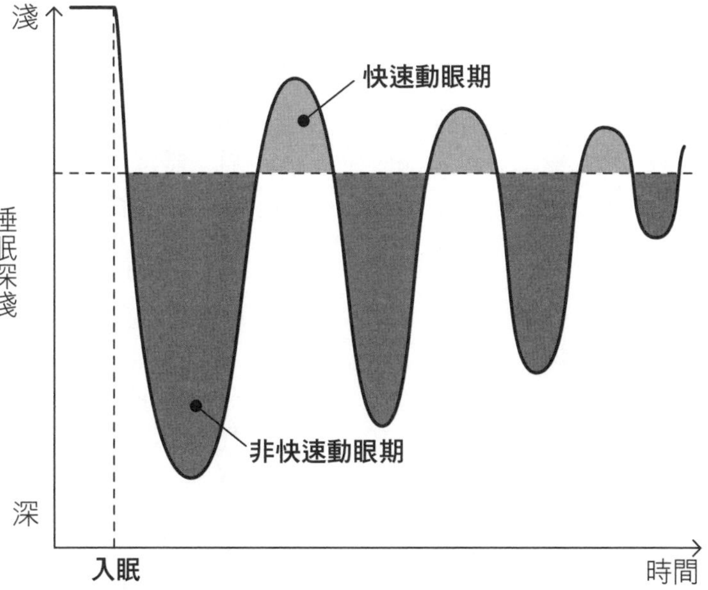

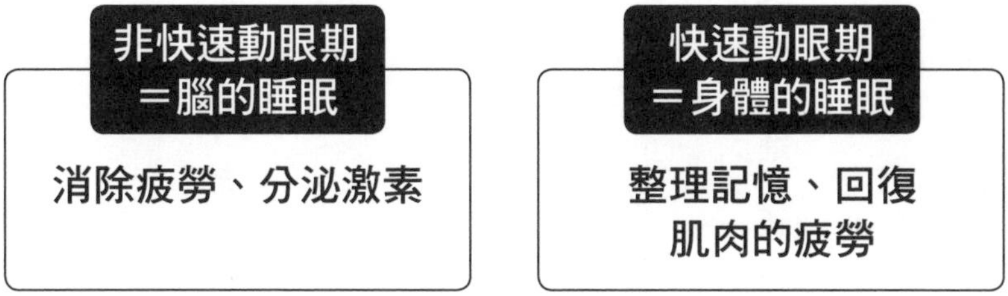
非快速動眼期
＝腦的睡眠
消除疲勞、分泌激素
快速動眼期
＝身體的睡眠
整理記憶、回復
肌肉的疲勞

入眠後180分鐘為睡眠黃金期

若想讓睡眠品質提升到最佳，首先該注意的是就寢後180分鐘的睡眠情形。雖然依個人情況而略有差異，但人類的睡眠大都是以90分鐘為週期，於「腦的睡眠（非快速動眼期）」與「身體的睡眠（快速動眼期）」間來回切換。在第二個週期以前，也就是**就寢後180分鐘的睡眠至關重要**。這段時間內，可促進細胞修復損傷的「生長激素」分泌量最多，使肌肉、骨頭、大腦的細胞得以增加。

生長激素不僅能促進肌肉與骨頭的生長，還有著回復身體疲勞、修補受傷組織的功能。

此外生長激素還能幫助燃燒脂肪、修復白天被紫外線曬傷的皮膚、促進新陳代謝，對於美容與抗老化也有很大的功效，是一種多功能的激素。

有人認為生長激素在「22時～2時這個區間分泌量最多」。不過事實上時間的影響不大，在入眠後的180分鐘內，進入「非快速動眼深眠期」時，就會像被打開的蓮蓬頭一樣大量分泌生長激素。

也就是說，生長激素的功能包括「促進肌肉與骨頭的成長」、「回復身體疲勞」、「修復體內的受損組織」、「燃燒脂肪」、「讓曬傷的皮膚恢復正常」、「促進新陳代謝」等。**若想讓這些效果達到最佳，必須在入眠的180分鐘內，達到睡眠的「尖峰」才可以。**

在這180分鐘內，進入深沉睡眠，睡得越沉，越能消除大腦與身體的疲勞，隔天起床則越是疲勞全消清神清氣爽。

生長激素在生長期分泌量最多。人們常說「一暝大一寸」正是這個原因。而生長激素分泌量的最高點是在18～20歲，**在30歲以後就會急遽減少**，到了40歲時，只剩下20歲的40％左右。

之所以會有「明明睡了很久卻還是覺得很累」的感覺，很大的原因就是由於生長激素的分泌量減少的關係。

因此，在入眠的180分鐘內能讓睡眠的「品質」提升到什麼程度，就是決定睡眠好壞的關鍵。

那麼，接著我們就來看看具體的做法吧。

攝取富含胺基酸的食品，讓你睡得更舒服

人體的五分之一是由胺基酸組成

想擁有最好的睡眠品質，該做的事有一大堆。

首先要介紹的是實行起來最方便的方法，也就是靠「吃東西」來提升睡眠品質。如果你是個怕麻煩的人，推薦你試試看這種方法。只要在睡前吃下某些營養品，或者在挑選食物的時候多花點心思，選擇含有特定營養素的食物，就可一口氣提升睡眠品質。

人類體內有20％是由胺基酸組成。作為人類生存之必要物質，胺基酸在人體內佔了很

大的比重。當然，對睡眠的影響也相當大。

那麼，接著就來介紹可以提高睡眠品質，讓你睡得更舒服的「胺基酸」吧。

3公克甘胺酸，立刻改善「早上沒精神」的問題

首先要介紹的是名為**「甘胺酸」**的胺基酸。甘胺酸（Glycine）是地球剛形成不久時就已存在的胺基酸。甘胺酸古老，在胺基酸中分子量最小，結構單純，分布於全身各個部位。

舉例來說，像是皮膚上由胺基酸組成的膠原蛋白，就有三分之一是甘胺酸。除此之外，紅血球的血紅素與肝臟的酵素都含有豐富的甘胺酸。

構成身體，對人類來說不可或缺的甘胺酸，於睡眠過程中也扮演著重要的角色。

首先，甘胺酸可以幫助我們入眠。入眠的過程中需使身體內部的溫度下降。相關研究指出，甘胺酸可擴張血管，促進體溫下降。

另外，甘胺酸也可提高睡眠品質。研究指出，攝取甘胺酸，可增加非快速動眼時期的時間。非快速動眼時期的時間增加，可讓身體獲得更充分的休息。

此外，也有研究指出，攝取較多甘胺酸可在非快速動眼時期更快進入較深沉的睡眠狀態，又稱為「徐波睡眠」。身體能分泌更多生長激素。

有一項實驗證明甘胺酸對睡眠的影響。研究者要求有睡眠問題的受試者在上床睡覺前30分鐘服用3公克的甘胺酸，並於隔日早上及中午接受各項檢查。

實驗結果顯示，這些受試者以前每天睡再多都「還是覺得想睡」、「頭腦昏沉」、「疲勞沒有紓解」、「提不起勁」，但在服用甘胺酸的隔日早晨都能自然清醒，且白天的工作表現也提升許多。

若檢查受試者睡眠時的腦波，會發現他們服用甘胺酸之後，一躺下就能馬上沉沉睡去、睡眠的韻律也變得正常許多。

一般認為，這是因為甘胺酸可調整大腦的生理時鐘，使身體能找到適合的睡眠韻律。

市面上有販賣含甘胺酸的營養品，你可以到網路商店直接購買。

當然，你也可以從飲食中攝取。海鮮類食物（蝦、貝類、螃蟹、烏賊等）含有大量甘胺酸。若你有睡眠品質不佳的問題，可考慮晚餐多吃這類食材。

想增加睡眠激素可攝取色胺酸

另外我還建議您多攝取**「色胺酸」**這種胺基酸。

色胺酸（tryptophan）是「必需胺基酸」的一種。所謂的必需胺基酸，指的是人類體內無法自行合成，而需藉由食物等外部來源獲得的胺基酸。且必需胺基酸無法儲存於體內，需時常攝取。

做為一種必需胺基酸，色胺酸於許多生理作用上皆扮演著重要角色，其中之一為血清素的前驅物，而血清素可再被合成為促進睡眠的激素——褪黑激素。

也就是說，**若你攝取了充分的色胺酸，便能合成許多血清素，進而分泌較多的睡眠激素——褪黑激素**，讓你睡得更好。

牛奶、乳製品、豆類、香蕉、酪梨、肉類等食物皆含有豐富的色胺酸。

攝取含有「GABA」的營養食品

此外，還有一種名為「GABA」的胺基酸對身體也很好。GABA指的是「γ胺基丁酸」，這是一種神經傳導物質，於腦與脊髓內發揮功能的重要胺基酸。

GABA有抑制興奮、穩定心神、放鬆的效果。**助眠藥就是藉由增強GABA的作用來發揮助眠效果**。醫學界將GABA當作治療失眠時值得仰賴的胺基酸。

除了幫助睡眠以外，亦有許多研究報告指出GABA有緩和自律神經失調所造成的不安感、預防及改善阿茲海默症型失智症、降低輕微高血壓患者的血壓、改善腎臟與肝臟功能、防止肥胖等各種功效。

市面上不難找到含有GABA的營養品。

當然，你也可以選擇從飲食中攝取GABA。糙米、胚芽米、小米、大麥等穀類皆含有豐富的GABA。若你希望一夜好眠，可以試著將晚餐的主食從白米改成糙米。

提升睡眠品質的技術②

讓副交感神經處於優勢的三種「自律訓練法」

在心裡默念「提示詞」就能消除壓力

「自律訓練法」是一種已被確立可用於治療失眠，卻不需使用助眠藥的方法。做法為在心中反覆默念特定詞語（＝提示詞），讓自己進入催眠狀態，進而舒緩肌肉，使心神得以安定。

這種方法可讓因壓力而興奮的交感神經鎮靜下來，使副交感神經主導自律神經，讓人睡得更好。

——乍聽之下很可疑，感覺和「洗腦」有點像，但絕對不是什麼可怕的方法。若你能學會這種方法，就能在短時間內讓身體與心靈放鬆。

自律訓練法可於睡前進行。

不只失眠，**如果你因為每天生活忙碌，而使肌肉與心理都處於緊張狀態，壓力大、且有強烈煩躁感，這種「自我治療法」能達到很好的效果。**

正式的自律訓練法是由基礎的「標準練習」，以及進階的「時間感覺練習」等兩個階段的訓練過程所組成。

不過要想完整學會這種方法，需要一定程度的專業知識。

不過，若是想改善睡眠，只要熟練自律訓練法中，基礎的「標準練習」的一部分就可以了。

以下將介紹這種簡易版的自我訓練法，也就是標準練習的其中一部份。

讓心情穩定的三個提示詞

自律訓練法中的「標準練習」由以下步驟組成。

安靜練習：背景提示詞「我覺得心情很（非常）平靜」
四肢重感練習：第一提示詞「我覺得雙手、雙腳很（非常）重」
四肢溫感練習：第二提示詞「我覺得雙手、雙腳很溫暖」
心臟調整練習：第三提示詞「我覺得心臟穩定而規則地（自然）跳動著」
呼吸調整練習：第四提示詞「我覺得呼吸很順暢（自然）」
腹部溫感練習：第五提示詞「我覺得肚子很溫暖」
額部涼感練習：第六提示詞「我覺得額頭很涼快很舒服」

所謂的「提示詞」，是指在身心放鬆狀態下，在心中反覆吟誦的詞語。為了讓你容易進入催眠狀態，提示詞通常是很簡短的詞語。

若要提高睡眠品質，只要能熟練運用這七個階段中，從「安靜練習」到「四肢溫感練習」的三個提示詞即可。

安靜練習「我覺得心情很（非常）平靜」

首先從「安靜練習」開始。這是整套自律訓練法的基礎。讓身體保持輕鬆的姿勢，慢慢呼吸，並在心中默念數次提示詞中的「我覺得心情很平靜」。

當你擺好姿勢，開始安靜練習，心情便會逐漸平靜下來。接著你要能夠察覺這種平靜，並認真地去感受它。

剛開始練習時，或許有些人即使一直默念著「我覺得心情很平靜」，還是會出現雜念，沒辦法集中精神。這倒不需擔心，請你把這些雜念放在一邊，繼續默念「我覺得心情很平靜」。

四肢重感練習「我覺得雙手、雙腳很（非常）重」

接著要進入察覺雙手雙腳重量的「四肢重感練習」。

四肢重感練習要從慣用手開始。因為與其他的手腳相比，慣用手對於細小的變化較為敏感。

首先將意識聚焦在慣用手整體上，並在心裡默念「我覺得『慣用手』很重」的提示詞。如果是右撇子，提示詞就是「我覺得右手很重」，左撇子則是「我覺得左手很重」。

若肌肉或心情一直處於緊張狀態，會讓人覺得肌肉僵硬、緊繃，進而造成不舒服、疼痛感，但卻不容易感覺到該部位本身的重量。

當你放鬆心情、放鬆身體、不再對身體施力時，便能感覺到手腳本身的重量。

在你感覺到慣用手的重量之後，就把意識轉往另一隻手。接著再反覆默唸「我覺得左手（或右手）很重」的提示詞。再將意識轉往兩隻腳，同樣默念提示詞。

四肢溫感練習「我覺得雙手、雙腳很溫暖」

四肢重感練習結束後，便可開始進行「四肢溫感練習」。若僅以提高睡眠品質為目標，這就是最後一步了。

四肢溫感練習也是照著「慣用手↓另一隻手↓雙腳」的順序，陸續改變專注的部位。

而提示詞則是照著「我覺得慣用手（左手或右手）很溫暖」↓「我覺得左手（或右手）很

溫暖」→「我覺得雙腳很溫暖」的順序默念。

那麼，為什麼這樣就會感到溫暖呢？

事實上，肌肉周圍分布著許多血管。當肌肉緊張而收縮時，便會將血管內的血液擠往別處。相反地，若放鬆肌肉，便能擴張血管，使血液流進來。

血液流進來時，會把氧氣與熱一起帶進來。**故我們可藉由自律訓練法，放鬆心情、放鬆肌肉，使肌肉舒張、血液流入，讓手腳變得溫暖。**

當你感覺到手腳變溫暖，就表示緊張感已消除，血液可流向體內各個角落。

一開始嘗試這個方法，每個步驟大概都各需要五分鐘左右，才能感覺到重量，或覺得變溫暖。

不過在你習慣之後，三個步驟加起來只要五分鐘左右就可以達成目標。

或許剛開始時會覺得有些困難，但還請你多花點時間慢慢熟練。

自律訓練法步驟① 安靜練習

1 仰躺在棉被上

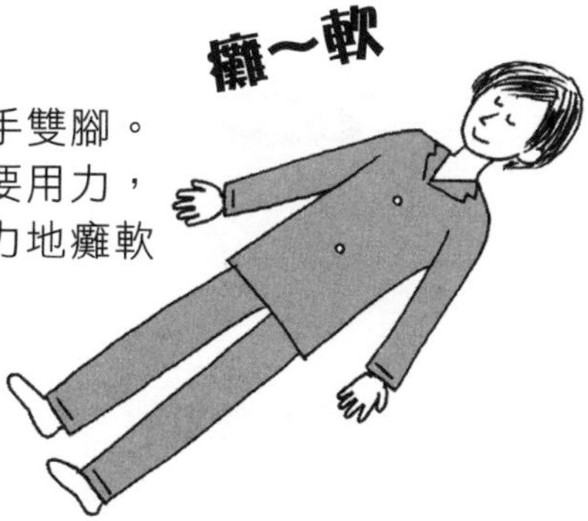

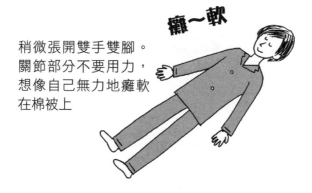

稍微張開雙手雙腳。
關節部分不要用力，
想像自己無力地癱軟
在棉被上

2 慢慢呼吸，並在心中默念數次「我覺得心情很平靜」

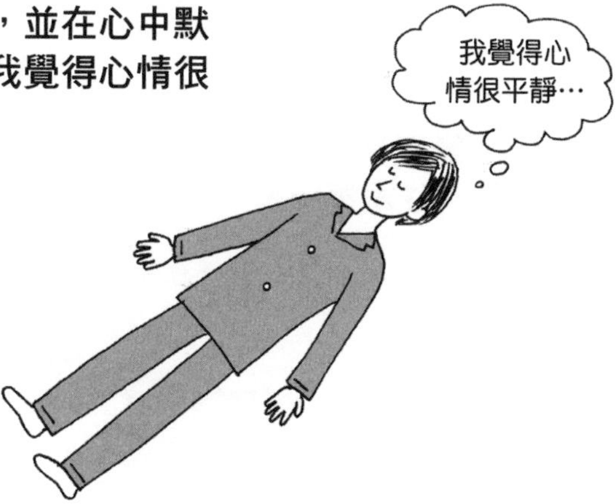

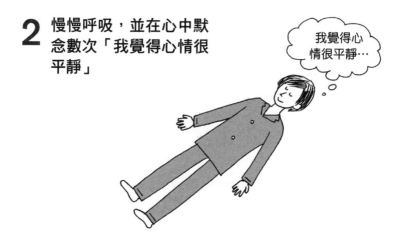

自律訓練法步驟② 四肢重感練習

1 將意識聚焦在慣用手整體上，並在心裡默念「我覺得慣用手很重」的提示詞

右撇子的人請先將意識聚焦於右手

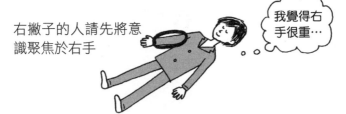

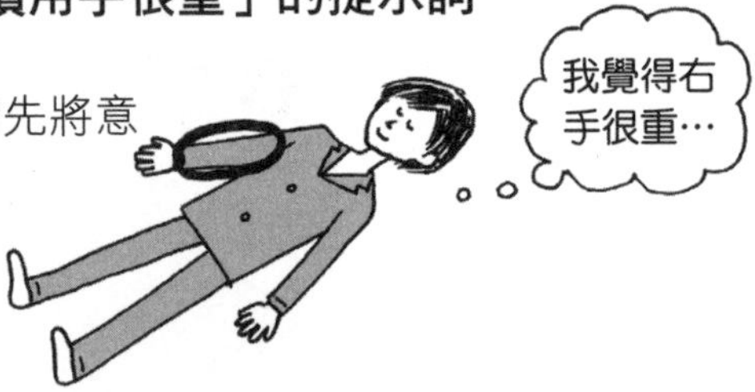
我覺得右手很重…

2 在你感覺到慣用手的重量之後，就把意識轉往另一隻手

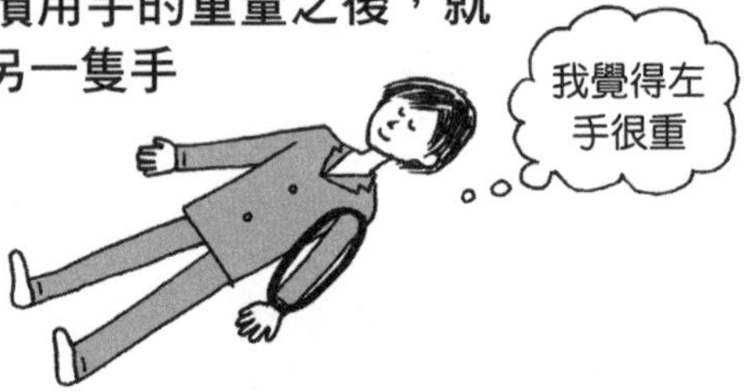
我覺得左手很重

3 在你感覺到另一隻手的重量之後，再將意識轉往兩隻腳

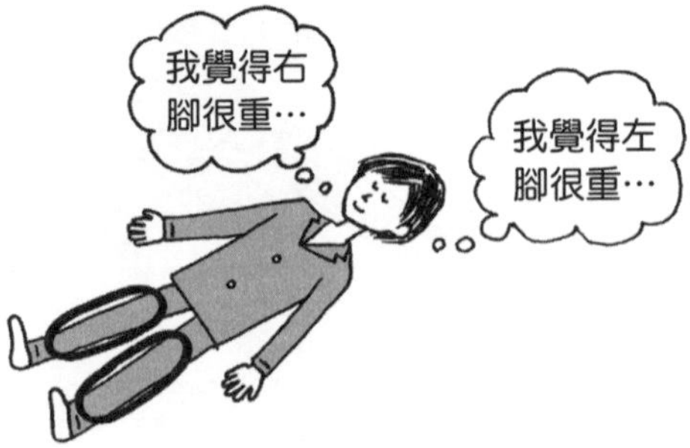
我覺得右腳很重…
我覺得左腳很重…

自律訓練法步驟③　四肢溫感練習

1 將意識聚焦在慣用手整體上，並在心裡默念「我覺得慣用手很溫暖」的提示詞

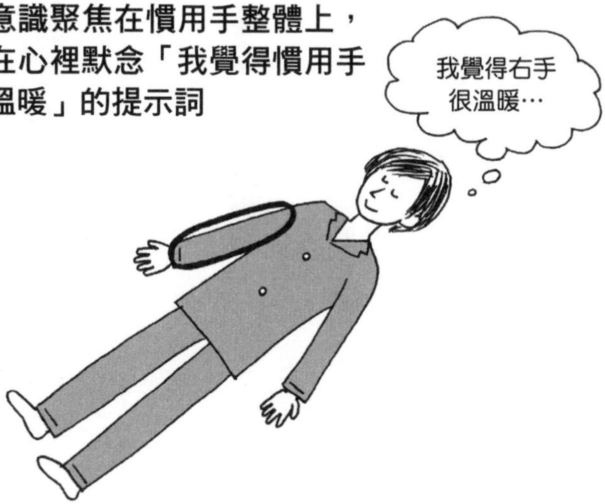

2 在你感覺到慣用手溫暖起來後，就把意識轉往另一隻手，再轉往雙腳

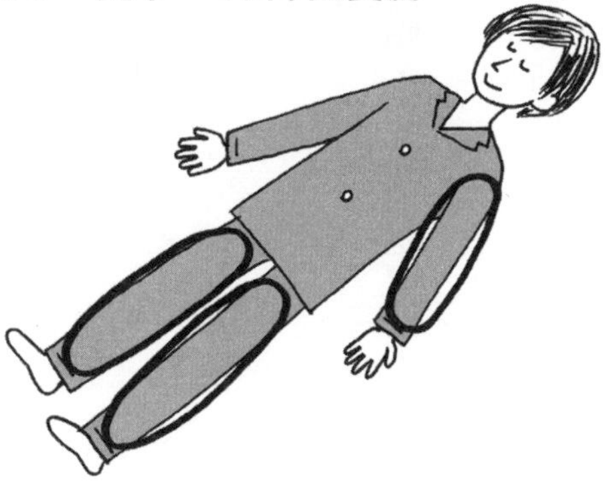

為什麼在睡前吃東西，會嚴重影響睡眠品質？

絕對不能吃飽就睡覺

或許有些人會覺得，既然吃飽會想睡，不如好好利用這一點，在睡前吃東西，這樣馬上就能入眠。

確實，吃飽會想睡是事實，但若這時跑去睡，卻無法享有高品質的睡眠，甚至還比空腹睡覺還要糟糕。

當你吃飽時，人體會分泌一種被稱為「飽食激素」的瘦蛋白。瘦蛋白有催眠效果，吃飽會想睡覺就是因為這種激素在作怪。

然而，分泌瘦蛋白的主要目的並不是讓你想睡覺。瘦蛋白的「主要功能」是提升腸胃的工作效率，以消化吃進的食物。這並不會促使大腦或身體其他部分休息，故即使這時去睡覺也只會進入淺眠。

因此，絕對不能在吃飽時睡覺。

若需加班可以吃兩次晚餐

從開始吃飯到腸胃運動告一個段落，大約需要三個小時。因此，晚餐最好能在就寢前三個小時吃完。

另外，脂肪含量多的食物所需消化時間較長，故晚餐請盡可能避免攝取脂肪含量多的肉類或油炸食物。

要是晚上覺得肚子實在很餓，難以忍受，可以吃一些比較容易消化的食物。

若因為加班等原因，很晚才離開公司，沒辦法在就寢前三個小時前吃完晚餐，可以於早些時候先吃點東西。

我的意思並不是要你先吃一大堆食物撐著，而是在晚上7點左右先吃簡單晚餐，到深夜再吃一些容易消化的輕食，像是喝湯之類的。

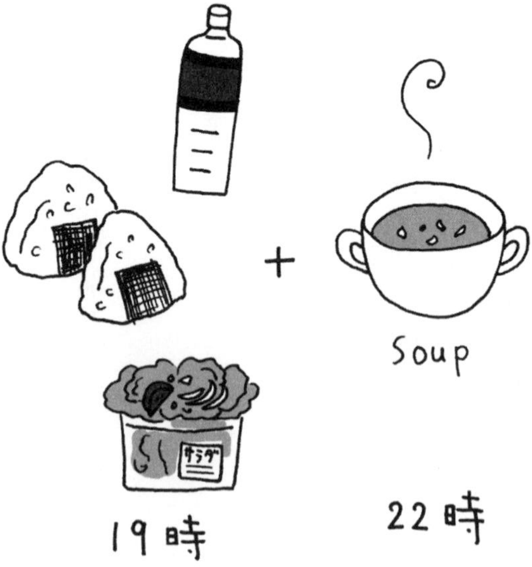

提升睡眠品質的技術④

枕頭和床墊決定你的睡眠品質

能好好翻身才能好好睡一覺

近年來寢具的進步飛快。為了讓人們能舒服得睡上一覺，廠商開發許多新產品。除了棉被以外，還包括枕頭、床墊等。

每當看到廣告或電視購物在介紹最近流行的寢具，或許會很想順手買下，但還請您暫且等一下。

寢具是很重要的東西，不能因為想換就突然換掉。最好能夠直接到寢具店裡實際躺躺看，依照自己的體格、骨架選擇適合的寢具，詳加考慮再購買。

而挑選適合自己的寢具，最需注意的重點就是**「能不能好好翻身」**。

睡覺時的翻身可以讓體內的熱氣與溼氣散發出來，以調節體溫，讓你舒服得睡上一覺，並維持血液、體液的正常循環，讓身體從疲勞中恢復。亦能避免身體特定部位持續承受壓力，造成腰痛、肩膀僵硬等問題。一個人平均睡一晚，大約要翻身20～30次。

能好好翻身才能好好睡一覺，這樣的說法並不誇張。就睡眠而言，翻身有著極為重要的使命。

重新檢查床墊與枕頭

決定你能不能好好翻身的關鍵，就是「床墊」與「枕頭」。

首先，如左頁所示，以基本姿勢躺在自家床上，試著往左往右翻身。此時，若你的上半身與下半身可以一起翻過去，就表示你現在使用的是適合你的床墊與枕頭。但如果上半身與下半身沒辦法同時翻過去，就表示床墊與枕頭其中之一很可能不適合你的身體。

床墊之所以會不合適，大致上可分為兩種原因。

首先，可能是因為床墊的彈性過低。躺在彈性低的床墊上時，雖然姿勢很穩，卻也因

選擇適合自己的床墊＆枕頭的方法

· 基本姿勢

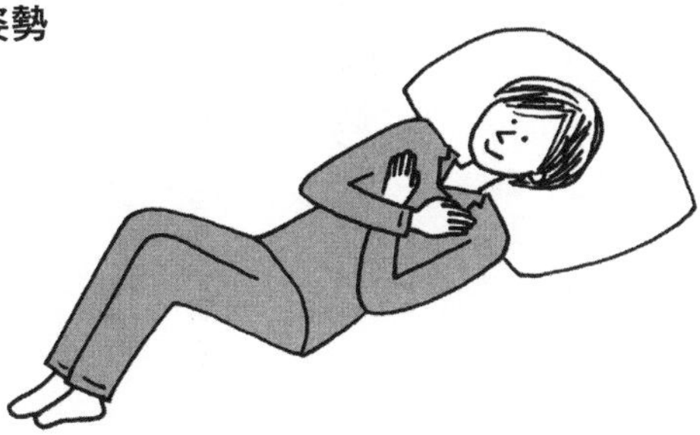

· 若上半身與下半身可以一起翻過去，就表示這套寢具適合你

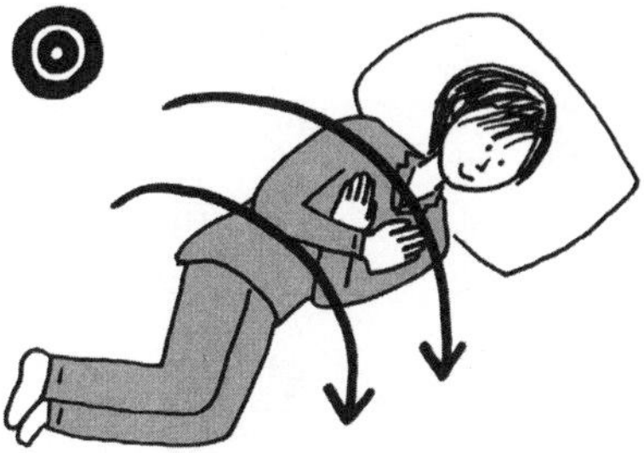

· 若上半身與下半身沒辦法一起翻過去，就表示床墊或枕頭之一、或者兩者皆需更換。

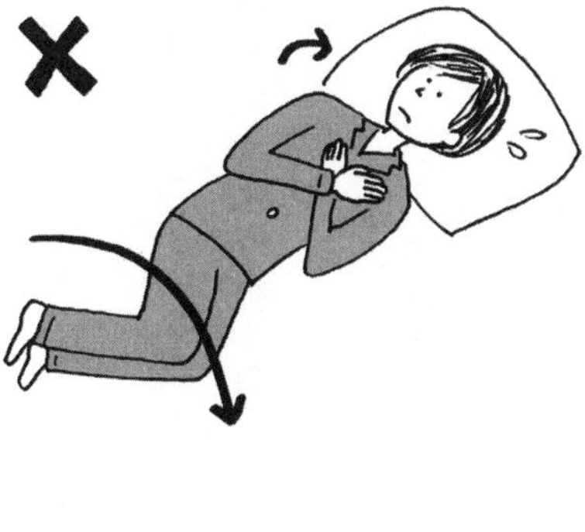

此使身體不容易移動，睡覺時難以翻身。故我個人推薦使用彈性高的床墊。

另一個原因則是床墊的使用時間過長，使床墊局部出現凹陷，甚至是整個床墊出現變形的情形。

為預防這種情況，每半年需將床墊上下翻面一次，或者頭腳翻轉一次，使床墊不會局部凹陷。出現凹陷時可用毛巾等物品墊高，效果還不錯。

即使如此，最好還是每5～10年換一次床墊。

自製高機能枕頭

枕頭也一樣，若枕頭過高、過矮、過硬，都有可能會造成睡覺時翻身困難。請你在選購時親自到寢具店裡的展示區，照著前面說過的方式，測試看看能不能同時翻動上半身與下半身。

另外，選購枕頭還有一個重點——當你躺在枕頭上，脖子不應傾斜。**請你確認當你躺下時，額頭、鼻子、下巴、胸部是否在同一條直線上。**

而填充物方面，夏天可選用以豆子、蕎麥殼作為填充物，透氣性高的枕頭；冬天則可選用保暖性高的ＰＵ枕。隨季節改變使用的枕頭，可讓你在一年四季都享有高品質的睡眠。

若你一直找不到適合自己的枕頭，可參考日本16號骨科診所（16号整形外科）山田朱織院長所提倡的「腳踏墊枕」製作方式，自己做一個枕頭。

製作方法如次頁所示，將有一定硬度的腳踏墊與毛毯摺疊組合起來，就可以量身打造一個適合你的體型、體格，並讓你能在睡覺時輕鬆翻身的枕頭。

躺在枕頭上，額頭、鼻子、下巴、胸部需在同一條直線上

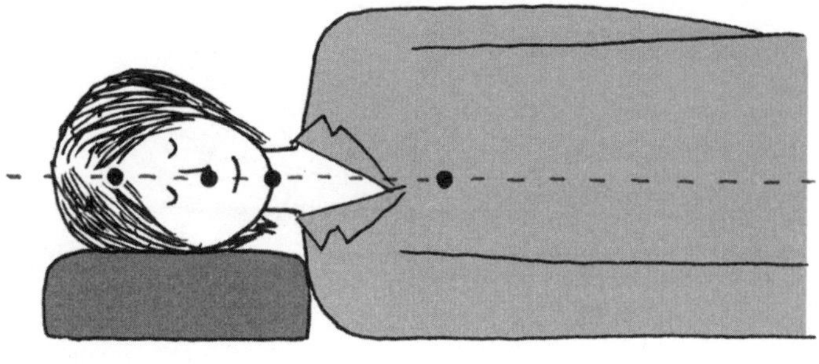

腳踏墊枕的製作方式

準備材料

- **腳踏墊1個**

  （選擇有內襯、一定硬度的踏墊。大小約為長85 cm × 寬50 cm）

- **大型毛毯**

  （大小需可覆蓋身體全身，短毛為佳）

1 **將腳踏墊摺成三摺，呈Z字型**

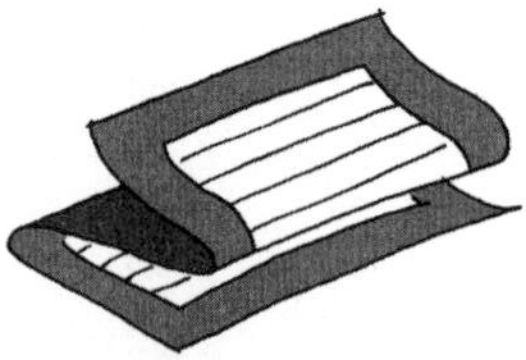

2 **將毛毯延長軸對摺→延短軸對摺→摺成三摺，呈Z字型**

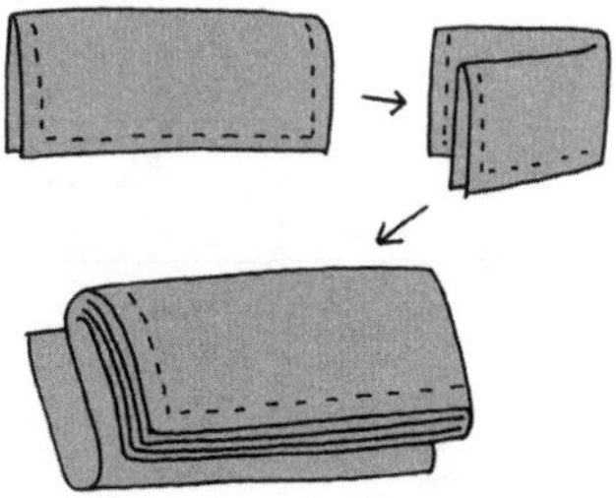

3 **將毛毯疊在腳踏墊上**

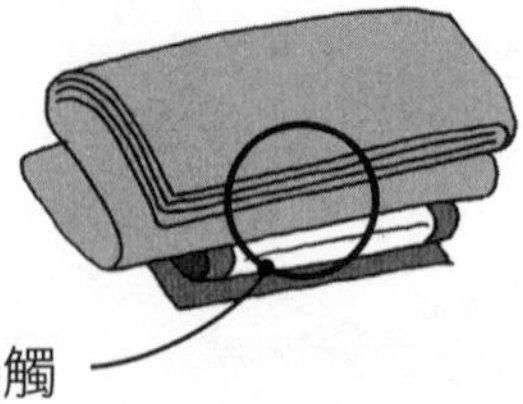

協力：山田朱織枕研究所

腳踏墊枕的調整方法

1 側躺調整

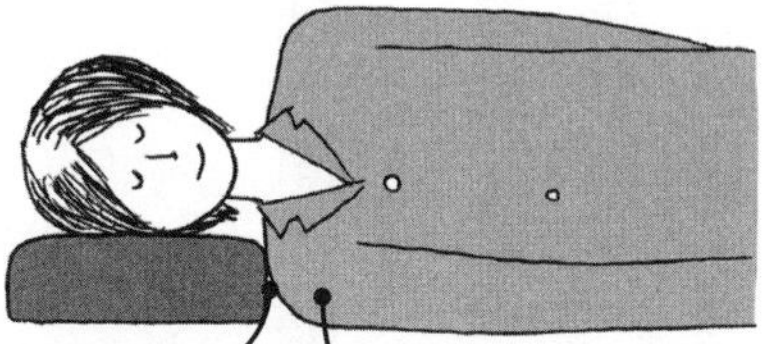
肩膀與枕頭彼此貼緊，中間不要有空隙
入眠時下方的肩膀前移

確認額頭、鼻子、下巴、胸部為一直線（如113頁圖示）
・若枕頭過高：改變毛毯的大小，減少摺疊次數以降低高度
・若枕頭過低：多加一件毛毯以增加高度

2 仰躺調整

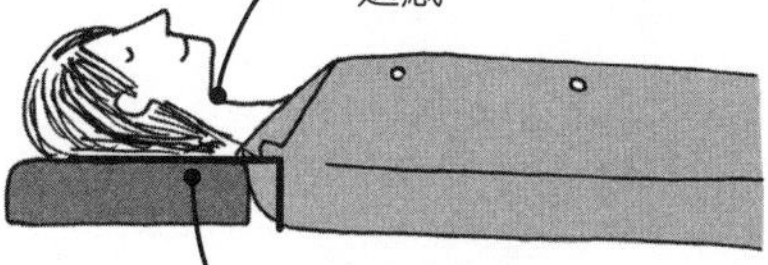
確認喉嚨與後頸肌肉沒有壓迫感
確認仰躺時頭部後方至肩膀等部位是否能放鬆

3 確認身體是否能順暢翻身

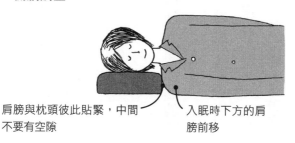

寢具的選擇與使用小技巧

毛毯鋪在下面保暖效果更好

已經選好適合的枕頭與床墊，再來就是睡覺時蓋的棉被。

棉被應選擇較輕的款式。若蓋的棉被過重，睡覺時難以翻身。

材質則應選擇**質輕、保濕度與吸濕度佳的款式**。

最好的是羽毛被。羽毛被的吸濕度、蓬鬆度、保溫度都很好。不過近年來，使用化學纖維填充而成的棉被也有很好的表現，可以在購買的時候與店員討論。

在寒冷的冬天，除了棉被之外或許你還會加蓋毛毯。當你把毛毯蓋在「棉被上面」

時，保溫效果會比蓋在「棉被與身體之間」還要好。而且這樣睡覺時也比較好翻身。

另外，很多人不曉得有**「睡在毛毯上」**這種方法。睡覺時，體熱較容易從身體下方散出，故**把毛毯「鋪在下面」會比「蓋在上面」還要保暖**。

若你把毛很長的毛毯鋪在底下，睡覺時會不容易翻身。故鋪毛毯使用短毛的毛毯即可。

寢具顏色也有學問

夏天時躺在涼感床單、涼感枕頭套上相當舒適。有些產品甚至有充填膠狀物，效果更好。睡覺的時候體溫會下降，但夏天時的夜晚很熱，體溫降不太下來，總讓人睡得不太舒服。故可利用涼感寢具使身體得以釋放熱量、冷卻下來，對身體比較好。

另外，也推薦您在夏天時以草蓆代替床單。草蓆睡起來涼涼的，而且是天然材質，不會刺激身體，還有著好聞的香氣，且睡覺時不會妨礙到翻身。

床單與枕頭套等看得到的部分，最好也能注意一下顏色。顏色可以左右人們的心情。政治家們會依照演講的內容與場合，搭配不同顏色的領帶，即為一個常見的例子。

若想要深層熟睡，「綠色」是最佳選擇。綠色可刺激副交感神經，鎮定心神，有著抑制興奮感的作用。

尤其是對那些心理敏感、容易感到煩躁、不安的人來說，綠色的東西更可發揮出驚人的效果。此外，也有案例顯示綠色的東西可改善高血壓病患的睡眠。

除了綠色之外，**「黃色」**也很棒。雖然一般的印象中，黃色好像容易刺激視覺，使我們更難睡著，但實際上黃色有著很好的助眠效果。

黃色可促進睡眠激素，褪黑激素的分泌，讓我們的身體可以睡得更深更沉。

而且黃色還有著提高判斷力、思考力的效果。若你覺得平時有太多煩惱與不安，讓你在睡覺時一直想著這些事而輾轉反側，不如就換個黃色的寢具吧，應該可以消除這些負面情感。

除此之外，「藍色」也是一般認為能平復心情，進而使體溫下降的顏色。故夏天很適合使用這些顏色的東西。

提升睡眠品質的技術⑥

睡前喝酒、吸菸對睡眠會造成負面影響

喝酒較容易入眠，卻會使睡眠品質下降

我的病患中有些人「覺得睡不著覺，會喝一點酒幫助入眠」。他們喝過酒後馬上就能睡著，若不喝就會一直失眠到早上。

他們也知道每天睡前喝酒對身體很不好，所以每週會挑一天作為休肝日。但在休肝日這天，即使蓋上棉被還是睡不著，就一直睜著眼睛直到天亮，結果最後還是會變成每天睡前都要喝酒。

雖然不是每個人都嚴重到這種程度，但認為「喝酒之後會比較好睡」的人並不少。

酒精確實有幫助入眠的效果，但另一方面，卻也有著降低睡眠品質的缺點。

酒精干擾睡眠的機制

酒精於體內分解後，會產生名為乙醛的物質。
乙醛這種東西會妨礙睡眠，使人難以深眠。
喝酒後的隔日早晨，之所以會一直覺得很想睡覺，且難以消除昨日的疲勞，都是這個原因。

乍看之下好像有睡著，但實際上這樣的睡眠很淺。

而且，許多睡覺前喝酒的人，深夜時常會爬起來上廁所不是嗎？
這是因為睡眠時，抗利尿激素Vasopressin沒有發揮功能的關係。
我們就是靠著這種激素，才能在睡覺時不會想上廁所。
但在喝過酒之後，便會抑制這種抗利尿激素的分泌。因此深夜不得不起床上廁所，成為正常睡眠的妨礙。

乙醛的生成，以及抗利尿激素的減少，兩者皆是酒精妨礙人們睡眠的原因。

再怎麼喜歡喝酒，最好也要在就寢前三個小時以前喝完。若是想在深夜12點就寢，晚上9點以後就別再喝了。

有時會因為交際應酬，無可避免地會喝點酒，不過只要間隔三小時後再睡覺，就能將對睡眠的影響降至最低。

睡前一根菸，失眠在眼前

除了睡前飲酒以外，有些人還有睡前吸菸的習慣。「就寢前吸一口菸，可以讓心情穩定下來，睡得更好」，這種想法很常見，實際上卻是個誤解。

確實，香菸內的尼古丁同時有著清醒作用與鎮靜作用。鎮靜作用夠強時，可以幫助人們睡得更沉，但可惜的是，香菸清醒作用的效果比鎮靜作用還要強，會刺激交感神經，使人興奮。

尼古丁在體內的半衰期約為20～30分鐘。與睡前喝酒類似，睡前吸菸時會覺得心神好像鎮靜下來，似乎可以好好睡上一覺。但實際上，於就寢前30分鐘開始不要再碰香菸，能睡得更好。

最近的實驗結果顯示，與非吸菸者相比，吸菸者在進入被窩後，平均約需多花5分鐘才能睡著。且吸菸者的淺眠比例比非吸菸者多了24％、深眠比例少了14％。因此睡前嚴禁吸菸。

嚴禁睡前喝酒、睡前吸菸

若在睡前喝酒…

· 雖然容易入眠，但睡眠品質也會大幅下降
· 變得想上廁所，深夜醒來的次數增加
· 酒精會使舌頭肌肉麻痺，並容易讓人打鼾
· 在乙醛的作用下，會使人口渴，容易在深夜醒來

若在睡前吸菸…

· 入眠所需時間平均延長5分鐘
· 淺眠比例增加24%
· 深眠比例減少14%

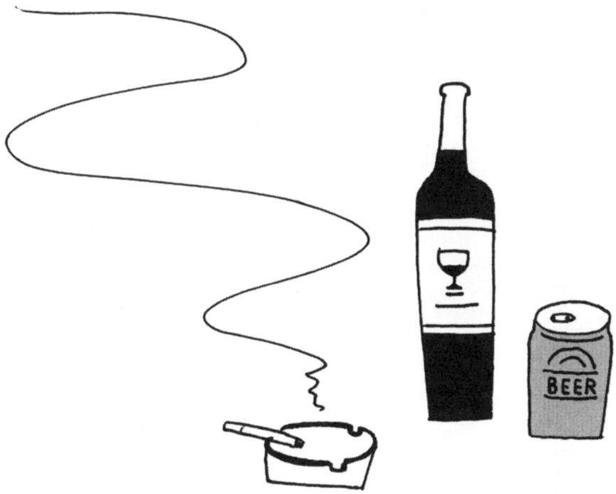

睡覺會開著空調嗎？還是會定時關機呢？

夏天、冬天時該如何設定空調

有些人對暑氣、寒氣很敏感，晚上常常睡不著覺。

盛夏的炎熱夜晚、凜冬的寒冷夜晚，兩者皆是高品質睡眠的強敵。

夏天寢室空調的溫度最好設定在26℃。這個溫度是穿著睡衣睡覺且能舒服睡著的最高溫度。

如果可以，最好一直開著空調，讓房間維持這個溫度一直到早上。

要是你不喜歡一整晚都開著空調，可以設定空調在3小時後自動關閉。

本章一開始也有提到，若想好好睡上一覺，最重要的是要提高「入眠後180分鐘」內的睡眠品質。

請你調整冷氣風向，讓身體不要直接被冷風吹到。

另一方面，冬天的空調最好能調至16～19℃。要是室溫比這個溫度低，呼吸時會造成肺部過冷，使體溫下降過多，睡眠品質變糟。

若住在寢室與起居室分開的房子裡，還要注意內外溫度差。

當你從溫暖的起居室突然進入較冷的寢室，會刺激交感神經而清醒過來，使你難以入眠。

冬天時，請你在睡前的一小時左右將寢室的溫度調整至16～19℃。

準備「濕度計」

除了溫度以外，也要請你注意「濕度」。

最適合人類睡眠的濕度為50%左右。

在梅雨或夏日期間濕度偏高，常常會超過80%。另一方面，乾燥的秋~冬時期，濕度則是會低到30%左右。（為日本情況，台灣濕度全年幾乎都在70%以上）

請你買個濕度計，並確認你房間的濕度可以保持在50%左右吧。很多地方都可以買到小型簡易濕度計，用那種就可以。

當濕度過高時，請你在睡覺前用空調的除濕功能讓濕度下降。當濕度過低時，請你在室內晾一些洗好的衣物或者是潮濕的毛巾，或者也可以用加濕器來提高濕度。

有實驗結果顯示，放一些觀葉植物在房間內可調整房間的濕度。而且這樣還能改變房間的氣氛，故你也可以試著在房間擺一些觀葉植物。

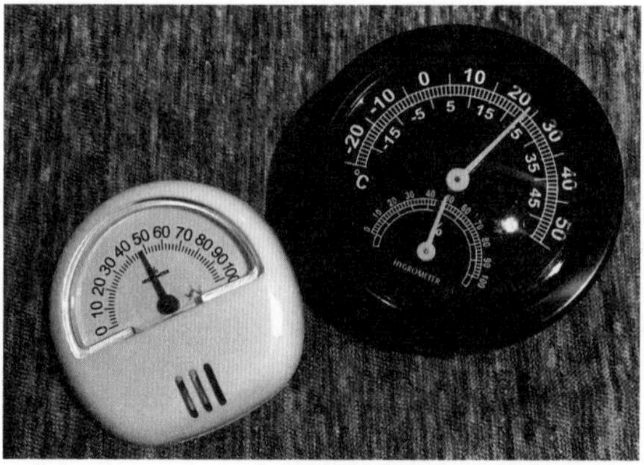

提升睡眠品質的技術⑧

別穿著家居服睡覺

家居服NG的理由

你平常都是穿著什麼樣的衣服睡覺的呢？

許多人會穿著T恤、運動服、絨毛衫等衣物睡覺。

然而穿著這種「家居服」睡覺是不行的。因為這很有可能會讓睡眠品質下降。

若想要享有高品質的睡眠，就必須穿著能讓你放鬆的衣服睡覺。

因此，應優先選擇束縛感較低的衣物，然而卻有不少家居服的頸部與袖口部分作成收緊的樣式。

此外，天氣寒冷時所穿的家居服通常較厚，再蓋上棉被會顯得過於厚重，睡覺時會在被窩中累積過多熱氣。常有人睡到一半時因為悶熱而自己醒過來。

換上舒適睡衣，深夜不會突然驚醒

有一份有趣的資料顯示，穿著睡衣或穿著家居服睡覺有很大的差異。

在由華歌爾與歐姆龍共同進行的實驗中，穿著絨毛衫或運動服等家居服睡覺的人們，於深夜時醒過來的平均次數為3.54次。

另一方面，穿著睡衣睡覺的人們醒過來的次數則是3.01次。

光是是否穿著睡衣睡覺，於深夜時醒過來的次數就可以差到15%。

另外，穿著家居服睡覺者，入眠所需的時間平均約為47分鐘；而穿著睡衣睡覺者，入眠所需的平均時間則是38分鐘。也就是說，換穿舒適的睡衣，可縮短9分鐘的入眠所需時間。

提升睡眠品質的睡衣怎麼挑

那麼，又該如何選擇睡衣呢？

選擇衣料材質，最重要的是要「穿著舒適」。故請選擇穿起來會讓你覺得肌膚舒適、心情暢快的材質。

另外，不只是夏天睡覺會流汗，冬天也會。要是流太多汗會覺得很悶，故請選擇透氣性高、會吸汗，且有保溫效果的材質。

由棉與絲等材質製成的睡衣皆滿足這些條件，故我推薦使用這些材質做成的睡衣。

雖然價格比較高一些，但畢竟是每天都要穿，且直接接觸肌膚的衣服，要穿就要穿最好的。

另外，睡衣一定要常洗。既然都買了好的睡衣，要是讓它吸汗與皮脂還繼續穿著會有衛生上的問題，這樣可就失去穿睡衣的意義。

不常洗的髒睡衣，吸濕性、吸水性皆會降低。這麼一來便無法順利排出體內散發出來的汗與熱氣，無法在睡覺時讓體溫下降，結果將導致睡眠品質下降。故即使是冬天，最好仍要每2～3天洗一次睡衣。

絕對不能睡著的「魔鬼時間帶」

晚上8點，絕對不能打瞌睡！

一整天中，最好不要選在某段時間小睡。那就是「睡覺前2～4小時」。如果你是在深夜12點睡覺，那就是晚上8～10點。

這段時間，許多人應該正在回家的路途上吧，或許還搭乘著搖搖晃晃的交通工具。

但**這時候絕對不能睡覺**。因為這時打瞌睡可能會讓你在晚上睡不著，或者讓你夜晚的睡眠品質大大地降低。

人類在體溫偏高時活動力比較強，體溫低時活動力則比較遲鈍。因此，在體溫較低的時間帶睡覺是再自然不過的事。

然而「睡覺前2～4小時」，正是一天中體溫最高的時間帶。要是因為工作過於疲勞，或公車、捷運的搖晃產生睡意而睡著，會讓生理時鐘失去規律。進容易使人在入眠後的180分鐘內自行醒過來，使睡眠品質變差。

再說，這個時間帶的體溫偏高，理應不會想睡。若這時會想睡覺，應該是因為平時的睡眠不足。因此當務之急為提高睡眠品質，以解決睡眠不足的問題。

睡覺前2～4小時該做的事

如果你在魔鬼時間帶覺得想睡，請一定要撐住，拿智慧型手機確認有沒有新郵件，或者看看新聞、滑滑手機，總之想辦法趕走睡意。

這邊要考慮到體溫與睡眠之間的關係，這裡說的不是體表體溫，而是深部體溫，即內臟器官的溫度。身體一到夜晚，就會因為深部體溫下降而產生睡意。因此，若能**在睡覺前2～4小時做一些能讓體溫上升並保持穩定的事，到了睡覺時間，深部體溫緩緩下降，更**

容易輕鬆入眠。

也就是說，在這段時間讓身體暖和，不僅能趕走睡意，到了該睡覺的時間，還能讓體溫緩緩下降，可說是一石二鳥。

建議你可以在這時候去散步或洗澡。運動與洗澡可以幫助血液循環，當四肢的血液循環順暢，可以讓更多腦與內臟的血液輸往四肢，藉此散熱，雖然體表溫度是溫熱的，但是身體核心的溫度，也就是深部體溫會因此下降。

而且，在這個時間運動也對健康有益。體溫高的時候人會比較清醒，身體的運動能力也比較高，且較不容易受傷。這也是奧運決賽常在夜晚舉行的原因之一。

若你能在這段時間確實讓體溫上升，晚上能睡得更好。

在睡覺前 2 ～ 4 小時，要想辦法提高體溫

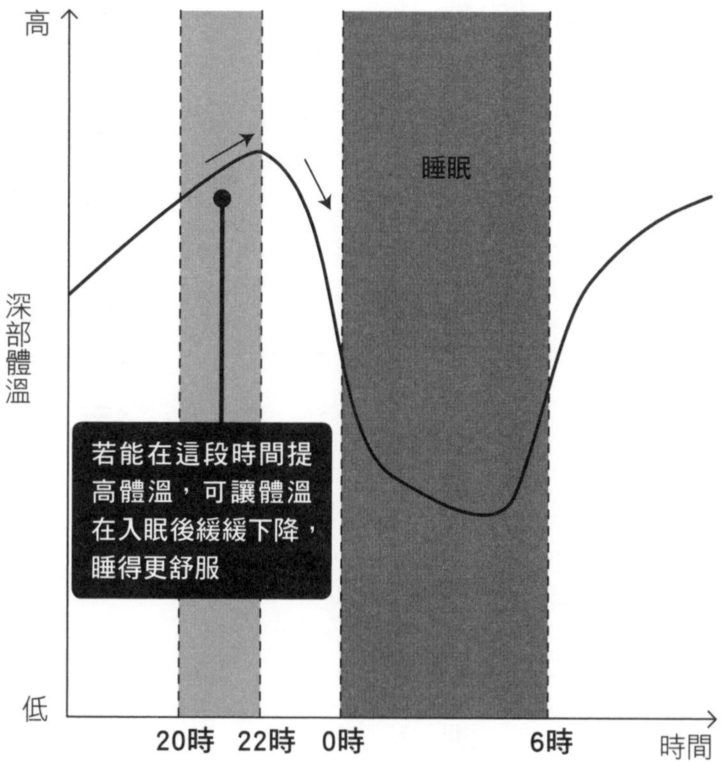

要是一直無法改善睡眠，是否代表身體有什麼疾病？

由生活習慣造成的「時差倦怠」

若你嘗試了所有前面提過的「提升睡眠品質的技術」，卻還是難以入眠、難以熟睡、隔天一早還是覺得頭腦昏昏沉沉，提不起勁做事，可能表示你有睡眠相關疾病。以下舉幾個代表性的相關疾病，若你有類似症狀，請趕緊去做檢查吧。

首先是常出現在長期休假後的「睡眠相位後移症候群」。

不同生活型態，適合的睡眠時間區間也會有所不同。若你實際的睡眠時間區間比適合你的睡眠時間區間還要晚，就會有這種疾病。患者會為了在夜晚保持清醒，強行將生理時鐘的「睡眠」時程設定延後，使身體呈現「自我時差倦怠」的狀態。

在長假剛結束，早起上學上班時，可能會覺得「頭痛、腦袋很重」、「沒有食慾」、「總覺得身體很疲勞」、「難以集中精神」、「睡意揮之不去」，皆為可主觀察覺的症狀。

要是沒有及早處理，這狀可能會持續數個月至數年。此外，要是身體狀況一直很差，在慢性累積之下，會變得越來越沒有自信，心情持續低落，甚至有可能導致憂鬱症。

時間療法可有效改善這種狀況。確實訂定起床時間，夜晚「就算覺得想睡，到晚上幾點以前絕不進被窩」。

先訂定「早上六點起床」的規矩，到了深夜兩三點要是還不想睡覺，就不要進被窩。

這麼一來，當天的睡眠時間可能只有一小時半左右，顯然睡得完全不夠，故第二天晚上會有很濃的睡意。第二天晚上開始想睡時可早點去睡覺，一樣早上六點準時起床。若可在一個禮拜內持續於固定時間起床，生理時鐘就可回復原本的規律。

使睡眠品質大幅下降的「睡眠呼吸中止症候群」

「打鼾聲很大」、「晚上常常會自己醒過來」、「白天偶爾會突然覺得很想睡覺」，如果你有這些症狀，有可能是因為「睡眠呼吸中止症候群」。

睡眠呼吸中止症候群的病患，在睡覺時會突然停止呼吸，或者呼吸頻率驟減，是一種會造成睡眠障礙的疾病。

若睡眠時停止呼吸，在停止呼吸的瞬間會瞬間切換至清醒狀態。這將使睡眠品質下降，長期下來會造成睡眠不足。

由於睡眠的時間依然很長，故患者大都不會有睡眠不足的自覺。然而白天時他們有時會突然覺得很想睡覺而開始打瞌睡。

要是你的睡眠時間很正常，但白天卻會覺得很想睡，請你儘早去醫療機構就診。

若情況不嚴重，可以戴上止鼾牙套，或者使用市面上販售的各種「止鼾商品」，可有效減緩症狀。

兩百萬人為之煩惱的睡眠障礙

除此之外，還有兩種很少人聽過的疾病，卻有很多人為其所苦，那就是「不寧腿症候群」以及「週期性四肢運動障礙」。

不寧腿症候群的患者，腳就像是有蟲在爬一樣，有種又癢又毛的詭異感覺。蓋上棉被後，腳上的奇怪感覺仍會持續。患者的腳會不自覺地動來動去，沒辦法靜下心來躺著，還會伸手去抓癢。

當然，這會使患者很難入眠。患者也容易在深夜時突然醒來，卻難以再度入眠。

週期性四肢運動障礙的患者在睡覺時，會以30秒左右為間隔，持續數秒鐘的自發性腳踝抖動。這也會妨礙到睡眠。

不寧腿症候群與週期性四肢運動障礙的患者中，約有80％同時患有兩種疾病。有研究指出，日本有兩百萬人以上的潛在病患為其所苦。

若你發現你的腳因不明原因而癢癢毛毛的而睡不著覺，請你儘快至醫療機關檢查。

STEP 2 重點整理

提升睡眠品質的技術　To Do list

- □ 多攝取可提升睡眠品質的「甘胺酸」、「色胺酸」、「GABA」
- □ 壓力大的人，請嘗試看看「自律訓練法」
- □ 晚餐要在就寢前三個小時以前吃完
- □ 選購睡覺時易於翻身的枕頭與床墊
- □ 選購枕頭，應選擇在睡覺時能讓你的額頭、鼻子、下巴、胸部呈一直線的款式
- □ 選購棉被，應選擇質地輕、保濕性及吸濕性佳的材質
- □ 冬天用毛毯，應該要「蓋在棉被上方」，或者是「鋪在床墊上」
- □ 請選擇可讓你睡得更好的「綠」、「黃」、「藍」等顏色的寢具
- □ 禁止睡前喝酒、睡前吸菸
- □ 空調請整夜開著，或者設定三小時自動關閉，夏天請設定26℃，冬天請設定在16～19℃
- □ 買一個濕度計，保持寢室內的濕度在50%左右
- □ 睡覺時要穿睡衣，不要穿家居服
- □ 睡眠時間前2～4小時絕對不要睡著
- □ 要是以上都有做到，睡眠卻不見改善，請找醫師討論

STEP

3

五種「小睡」讓你一整天保持好精神

人類是能夠一天內睡好幾次的生物

大多數動物「一天會睡好幾次」

接下來我們要講的是，可以讓你在白天時的表現有大幅提升的「小睡」。

想必你或多或少應該有聽過，小睡有提高白天生產力的效果。

小睡對人們來說是必須的，因為**本來人類的睡眠模式就屬於「多相睡眠」**。所謂的多相睡眠，指的是將睡眠分成數次，分散在一整天的睡眠方式。目前生存在這個地球上的生物，大多是屬於多相睡眠。

只有像獅子那樣處於食物鏈頂端的動物，才會一天只睡一次。

其他動物為了減少敵人在睡覺時偷襲的機會，不會一次睡很久。而是藉由多睡幾次短時間的睡眠，確保必要的睡眠時間。

人類一天的睡眠本來也是分成兩三次。

據說在中世紀的歐洲，當天色變暗，人們會先睡第一次，到了深夜兩點左右起來活動，於早上四點左右再睡下去。

一天只睡一次，一次就睡很久，人們是在照明工具誕生之後才養成這樣的睡眠習慣。

若將睡眠分成數次，可提升工作表現

雖然人們大都已拋棄多相睡眠的習慣，但現在卻有一些人將這種睡眠方式活用於生活中——那就是外海遊艇競速選手。遊艇競速選手一旦出海，不管是白天還是晚上都得操作遊艇。因此沒辦法一次睡很久，需要將睡眠時間分成幾個較短的區間。

在一項研究中，以為期兩週以上的外海遊艇競速比賽的選手為對象，分析共54艘遊艇、99名選手的睡眠情形。有的選手是睡4小時、再活動8小時，反覆循環；有的選手是在一天內重複許多次短時間睡眠。而分析結果顯示，排名高的選手幾乎都是在同一天內重複許多次短時間睡眠。

由這個結果我們可以知道，多相睡眠對人類來說並不特別，反而可說是一種可提升工作表現的睡眠方式。

同樣地，小睡只是讓人類的生理時鐘回歸原始的睡眠方式，是很自然的行為。

現在的人們都把以下兩點當作常識：

- 晚上要睡滿八小時
- 白天絕對不能睡覺

但這樣的睡眠方式對人們來說才是最不自然的。

減少晚上的睡眠時間，白天則適當小睡。對於生活在忙碌現代社會的我們來說，這種睡眠方式，可說是**找回人類原本應有睡眠規律**的宣言。

世界一流的企業要求所有員工都要「小睡」

「NASA」認證！小睡的驚人效果

小睡並不只是小小睡一下以補充睡眠那麼簡單，適當的小睡可以讓下午的工作表現提升至最大值。說得誇張點，小睡可以讓你在下班前，一直維持「早晨剛起床的清醒感」。若能好好利用小睡的效果，就不需要依靠能量補充飲料。

近年來關於小睡的研究如雨後春筍般增加。其中最具代表性的包括NASA（美國航太總署）。NASA針對太空人的睡眠時間進行實驗。實驗結果顯示，在白天小睡26分鐘，可讓認知能力提升34％，注意力亦會提升

54％。

另外，包括Google、Apple、Microsoft等世界一流企業，都引入小睡區的概念，以及快眠機等機器，鼓勵員工小睡。

Apple的創始者，史提夫．賈伯斯曾說過「我不想到沒辦法小睡的公司上班」。而發明之王湯瑪斯．愛迪生雖然每天晚上只睡四小時，但據說他每天會睡1～2次午覺。

小睡不只能提升認知能力與注意力，也有助於創造力。**白天的睡意，肇因於大腦的疲勞**。當大腦機能下降，就不容易出現嶄新的想法或展現自由創意。

而鼓勵員工小睡的企業之所以主要是IT產業與娛樂產業，或許是因為這些產業特別需要嶄新的想法，以及讓人能自由發揮創意的空間吧。

甚至我們可以說，世界一流的企業就是靠小睡來提升創造力。

而且，已有研究證實，若能消除大腦的疲勞，便可提升記憶力。對於一整天都在讀書的考生來說，白天的小睡有很大的幫助。

小睡可減輕下午的煩躁感

小睡具有讓大腦冷靜下來的效果，故也有減輕壓力的功用。

若從早上開始大腦便一直全速運轉，到了下午常常會進入過載狀態。

這種狀態下很容易粗心犯錯，或者因為一點小事而變得很煩躁。

「剛才都是我在接電話，其他人也接點電話好嗎？」

「啊……又出錯了。」

「那是別人負責的事吧，為什麼爛攤子丟給我？」

像這樣會因為一些小事而感到煩躁，就代表你的大腦已經快到極限，筋疲力盡。

這時你需要的是好好睡一覺。或者說，在你有煩躁的感覺之前，可以先來個「預防式」的小睡。**若你能讓大腦先冷靜下來，就不會因為一些小事而感到煩躁。**

而且，還有實驗結果指出，白天的小睡對健康有很好的影響。

2007年希臘雅典大學的Dimitrios Trichopoulos博士為探討午睡與心臟病之間的關係

做了一項調查。

他以希臘的成人為對象，持續追蹤人們的健康情形，發現**每週午睡三次以上，每次睡30分鐘的人，因心臟病死亡的風險會下降37%**。研究人員認為，下午小睡可讓血壓下降，防止心臟病、腦中風、糖尿病等疾病。

小睡不只可以提高工作表現，還能促進健康。為何不試試看呢？

就算時間和空間不夠也能夠小睡

至此，想必讀者們應該都能理解小睡的作用。

但或許你會因為這些原因而認為自己沒辦法在午後小睡：

- 工作很忙，沒有時間小睡
- 辦公室裡有其他人在看，沒辦法小睡

因此接下來我要介紹的，是**連1分鐘都擠不出來，甚至也沒有足夠空間可以小睡的人，都能實行的小睡方式**。

小睡可分成很多種，只要依照適合你的情況，選擇你方便實行的方式即可。我推薦的小睡可分為以下五種。

①奈米眠（一瞬間～幾秒鐘的小睡）
②微米眠（1分鐘左右的小睡）
③迷你眠（10分鐘左右的小睡）
④能量眠（20分鐘的小睡）
⑤假日眠（90分鐘左右，於休假日的小睡）

從下一節開始，將詳細介紹這些小睡方式。

奈米眠（一瞬間～幾秒鐘的小睡）

閉上眼，即使只有一瞬間都能讓大腦清醒

1965年，美國一位叫做Randy Gardner的高中生，在睡眠專家的見證下，挑戰連續不睡覺（斷眠）的紀錄。

結果他成功斷眠264小時12分鐘，被列為金氏世界紀錄。

他在易產生睡意的早上，會說「想讓眼睛休息一下」之類的話，接著閉上眼睛數秒。

我們可以認為，這時的他是在不自覺中小睡了一瞬間～幾秒。

這一瞬間～幾秒就是所謂的「奈米眠」。

奈米眠很簡單，不必躺下，只要保持坐著的姿勢閉上眼睛，隔絕幾秒內的視覺資訊就可以了。**就算只有幾秒，只要閉上眼睛，就能讓大腦暫時休息，也能變得清醒一些**。

就算沒什麼時間、沒什麼空間也沒關係，在公司的辦公桌上就可以來個奈米眠。當然，在捷運、公車內或者是餐廳、咖啡廳內都沒問題。

奈米眠是下意識去做的「微睡眠」。

所謂的微睡眠，指的是當人們睡眠不足，腦神經細胞快要失常的時候所發生的現象。

工作或開會時，明明沒有要睡覺的意思，卻會一瞬間失去意識，打起瞌睡；或者是眼睛明明還睜著，卻對別人的呼叫沒有反應，都是因為進入微睡眠的狀態。

這個動作與自己的意識無關，是腦為了保護腦細胞，而讓腦本身的功能暫停數秒鐘的結果。

而以微睡眠為目的，這種小睡我們稱它為「奈米眠」。只要閉上眼睛一瞬間～幾秒鐘，就可以提升你的工作表現。

奈米眠結束後，可以伸個懶腰或者是深呼吸，讓身體稍微動一動，便能趕跑睡意，讓大腦與身體復活。如果是從事需創造力的工作，這種奈米眠的效果特別好。

微米眠（1分鐘左右的小睡）

「提前消除」睡意，整理腦內資訊

「微米眠」比奈米眠還要稍微長一些，約1分鐘左右。

微米眠的重點在於**「在感覺到強烈睡意之前先小睡一下」**，有種「提前消除」睡意的感覺。

如果已經感覺到強烈睡意，才閉上眼睛休息，很可能會睡超過1分鐘。所以在感到「等一下可能會很想睡覺」的時候，馬上閉上眼睛，就是微米眠的最佳時間點。

若要讓你的微米眠有更好的品質，得調整好你的姿勢。

椅子坐得深一點，背部緊靠在椅背上。收下巴，保持脖子姿勢的穩定。兩手在胸前或腳上互相握者，也可以放在椅子扶手或桌上。膝蓋與腳踝皆呈90度彎曲，腳底板穩穩地放在地面上。

保持這個姿勢1分鐘，閉上眼睛，就能發揮微米眠的最大效果。

只要遮住視野1分鐘，就能讓大腦內的資訊重新整理。微米眠結束，睜開眼睛，應該會發現不久前才看過的視野突然變得很新鮮。這就是小睡可提升腦袋清醒程度，讓思考變靈光的證據。

清醒之後，**再對自己說一些正面的話，更能提升清醒的效果**。

這與STEP 1中，講到煩惱筆記時所提到的「與其一直把事情放在腦海裡思考，不如用嘴巴把它抒發出來，更能明白事情的本質」是一樣的意思。

「啊——覺得舒服多了！體力也恢復許多了！」、「頭腦好像清醒多了！」用這些話鼓勵自己吧！

迷你眠（10分鐘左右的小睡）

不僅能從疲勞中恢復，還能提升邏輯思考力的「10分鐘充電」

美國總統J・F・甘迺迪有一天小睡好幾次的習慣，每次小睡都是約10分鐘左右的「迷你眠」。

有研究結果指出，迷你眠**不只能消除睡意與疲勞感，還能提升邏輯思考能力以及駕駛技術**。與前述的小睡形式相比，迷你眠可獲得更全面的恢復。

若要進行10分鐘左右的小睡，需選擇適當的場所。但只要能保持穩定的姿勢，在哪裡都可以迷你眠。

當然，你可以在辦公室內迷你眠，不過若在咖啡廳、捷運內則不用在意同事的眼光，精神上也能更加放鬆。

若能把領帶、第一顆鈕扣、袖口鈕扣等束縛身體的東西鬆開，迷你眠的效果更好。

迷你眠結束，可以大大地伸個懶腰，把嘴巴張開，大大地打個呵欠，伸展全身的肌肉，這些動作可讓大腦更為清醒。

另外，如果你能到窗邊或屋外曬一下太陽，或用冷水洗臉，可以把睡意徹底消除，以清爽的姿態回到現實。

能量眠（20分鐘的小睡）

下午三點前，進行20分鐘小睡

目前為止我們介紹了一瞬間～10分鐘左右的小睡，不過基本上，最好的小睡時間是「下午三點前的20分鐘」。只要一天小睡20分鐘左右，醒來後的疲勞感與工作表現皆會大有不同。

上班的時候，如果你能確保一定的休息時間，請你一定要來試試看這裡說明20分鐘的「能量眠」小睡。

小睡之所以最好能在「下午三點以前」結束，是為了不要妨礙到夜晚的睡眠。而睡眠時間之所以最好是「20分鐘」，則是因為要在淺眠階段醒過來。

一般而言，人在10～50歲時進入深眠所需的時間約為20分鐘，50歲以上則需約30分鐘。對所有年齡層的人來說，**20分鐘左右的小睡都可以讓他們在淺眠的時間內醒過來**。

進行能量眠的時候，最好不要躺下來。要是你躺在沙發或長椅上，很可能馬上就會進入深眠狀態。

剛過中午時，生理時鐘會有一段時間處於「小小的睡意高峰」，請你選在這段時間進行。

可以背靠在椅子上睡，也可以趴在桌子上睡。若你不喜歡被別人看到睡覺的樣子，也可以到廁所的隔間內睡。

在進行能量眠之前，可以喝一杯咖啡或紅茶，攝取一定量的咖啡因。睡前喝下的咖啡因剛好會在20分鐘後發揮作用，讓你醒過來時更加精神百倍。

假日眠（90分鐘左右，於休假日的小睡）

假日的「補眠」其實有反效果

天亮，雖然醒過來了，但還是有點想睡……。

今天是假日，不用像平常一樣勉強自己起床，而且今天沒有什麼行程，不如就好好「補眠」吧——。

想必很多人在放假時的睡眠模式就是這個樣子吧。

然而，即使放假一口氣睡了很久，卻還是無法消除平常累積的疲勞。

長期累積下來的睡眠不足，有一個專業術語稱之為「睡眠負債」。然而，**即使一口氣睡了很久，也沒辦法馬上還清睡眠負債。**

不僅如此，要是假日的起床時間比平常晚兩個小時以上，反而會讓生理時鐘亂掉，在假期結束後，會變得更難起床。

償還平日的睡眠負債，破除週一症候群

每逢假日，與其一次睡很久，不如與平日一樣在同一個時間起床，然後在白天時小睡一陣子，對身體比較好。

「假日眠」是最適合假日的小睡。

假日眠的睡眠時間為90分鐘，期間非快速動眼期與快速動眼期剛好各輪一次。

假日眠與平日的能量眠相同，最好能在下午三點以前結束。若假日沒有其他事要做，可以早點吃完午餐，在下午一點到三點左右睡個假日眠，讓身體獲得理想的休息。

假日眠時的姿勢與前述四種小睡不同，可以躺下來睡。然而，為了不要睡超過90分鐘，請記得設個鬧鐘叫自己起來。

另外，只要總睡眠時間在90分鐘內，一天內要睡幾次假日眠都沒關係。從早上起床後到下午三點以前可多次小睡，每次都睡10～15分鐘，也是一種假日眠的方式。

平日與其在早上賴床，不如做好覺悟一口氣起床，再用假日眠來補充睡眠不足的部分。

如此一來才能回復體力，並讓假日生活變得更加充實。

小睡最重要的是暗示自己「正在放鬆」

該怎麼讓全身脫力？

白天的神經經常處於興奮狀態，就算你想在這個時候小睡也睡不太著。

然而小睡再怎麼說也只是「小小的睡眠」，沒有必要熟睡，只要有稍微睡著的感覺就可以。

重要的是要暗示自己「處於全身脫力、沒有束縛的狀態，處於極端放鬆的狀態，正在慢慢地恢復體力」。

首先，讓全身脫力吧。

慢慢地把眼睛閉上，放掉全身每一處的施力。感覺一下脖子周圍的肌肉或臉部肌肉是不是有在施力？要是額頭有皺紋，就表示你還在施力中，再更放鬆一點吧。

要讓全身脫力，可以試著先一口氣讓全身施力，然後再一口氣放鬆。要是你一直想著「要放鬆要放鬆」，反而越容易施力。先一口氣讓全身的施力到達極限，然後再一口氣放掉，便是脫力的訣竅。

擅用呼吸訣竅，更容易進入小睡狀態

小睡時的「呼吸」很重要。

呼吸時，不要執著於吸氣與吐氣的時間分配，而是要盡可能地慢慢吸氣，吐氣時則是要盡可能放鬆身體的每個部位，並持續重複同樣的呼吸節奏。

接著在心中對自己說「現在的我覺得很舒服，心情很平靜」。就像剛才提到的，**「自己正在放鬆」這樣的自我暗示**，於小睡時是很重要的一環。

另外，你還可以讓自己在潛意識中充滿正面想法。

「小睡醒來之後，我會變得更有活力。」

「這次小睡可讓身體好好地充一次電。」
「總覺得身體恢復許多了。」
像這樣在心中不斷地對自己傳送這些訊息，便能發揮小睡的最大效果。

除了小睡，還有什麼方法能讓大腦更清楚

嚼口香糖為什麼可以讓人清醒

如前所述，小睡最好能在下午三點前，睡20分鐘。

然而，日本還沒有發展出小睡的職場文化，或許大部分的人不容易挪出20分鐘來小睡。

雖然10分鐘以內的小睡也很有效果，但在小睡後，還是可能會有睡意。

因此接下來將為那些沒辦法好好小睡的人，介紹可以替代的方式。

這種方式就是**讓血清素相關神經活化**。

血清素神經是可以讓大腦清醒的神經之一，當這類神經被活化，頭腦就會覺得清爽許

多，讓人清醒過來。

在腦內，神經與神經之間靠化學物質來傳遞訊息。這些化學物質稱作「神經傳導物質」，人類約有１００種神經傳導物質。

「血清素」即為其中之一，而利用血清素來傳遞訊息的神經，則稱作「血清素神經」。

血清素神經可以活化大腦皮質，控制自律神經，有讓意識清醒的功效。

若想增加血清素讓大腦清醒，曬太陽、做韻律運動，或者與好朋友聊聊等方法都很有效。

韻律運動是指散步、體操等規律擺動身體的運動。模仿空揮高爾夫球桿或空揮棒球棒的動作，或者是嚼口香糖等，都可以算是韻律運動。

午後的「點心」可以提升你的工作表現

要對抗下午的睡意，吃「點心」是個有效的方法。

如你所知，大腦只能利用葡萄糖來獲得能量。因此若**要讓大腦清醒，葡萄糖是絕對必要的**。

就算大多數人沒辦法挪出時間小睡，但吃個點心休息一下應該沒那麼困難吧。如果可以，找一些好朋友，一起吃些點心休息一下吧。和親近的人聊聊可以活化大腦，讓睡意煙消雲散。

另外，也可以花五分鐘左右到外面散個步，陽光是你在趕跑睡意時的強力夥伴。若你沒什麼機會離開辦公室到外面去，可以移動到窗邊享受一下日光浴，眺望外面的景色發呆一陣子，也有很好的效果。

讓睡意瞬間煙消雲散的「七個」穴道

不管何時何地，都可以壓這幾個穴道

應酬、喝酒的隔天，就算小睡很多次，還是覺得沒辦法完全消除睡意。想必你也有過這樣的經驗。

接下來要介紹的，就是可以在辦公桌上或通勤時自行操作的「穴道按摩」，讓你能擺脫宿醉的不適。

雖然這些按摩法的動作很單純，效果卻很好。在無聊的會議中還可以用來驅逐睡意。

以下將介紹七個穴道。

找找看有哪些穴道適合自己，需要的時候就按摩一下吧。

讓睡意瞬間煙消雲散的「七個」穴道

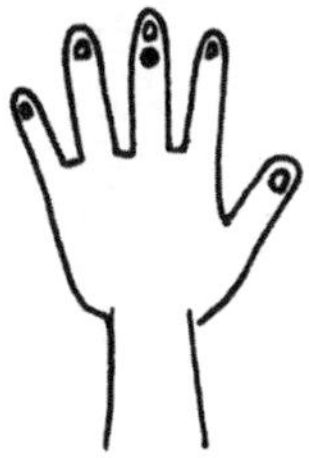

中衝

按這個穴道可直接驅散睡意。在大口深呼吸的同時，用另一隻手的拇指與食指捏住這個穴道，用力搓揉。雙手互相幫另一隻手按摩，各按摩三次即可。

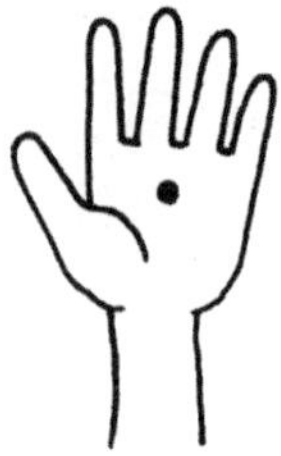

勞宮

可促進上半身血液循環的穴道。可以讓身體暖和起來，並消除睡意。手握拳時，中指指尖接觸的地方即為勞宮穴。可以用原子筆等又細又硬的東西用力壓下，從手到肩膀應該都會有被微微電到的感覺。

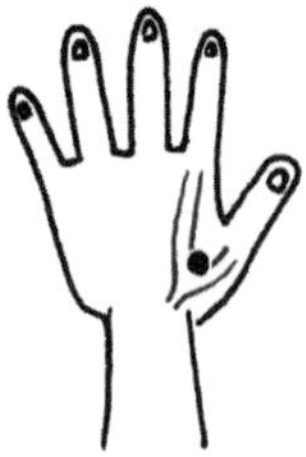

合谷

可促進全身血液循環的穴道。這個穴道也可以讓身體暖和起來、消除睡意。手掌張開，拇指與食指的骨頭交會處稍微外側的地方，即為合谷穴的位置。以右手的合谷穴為例，將右手的四隻手指放在左手手背上，使左手的拇指指腹剛好抵住右手合谷穴，並朝著左手食指的方向緩緩出力按壓。按摩合谷穴可舒緩頭痛、頭暈、腸胃不適等症狀。

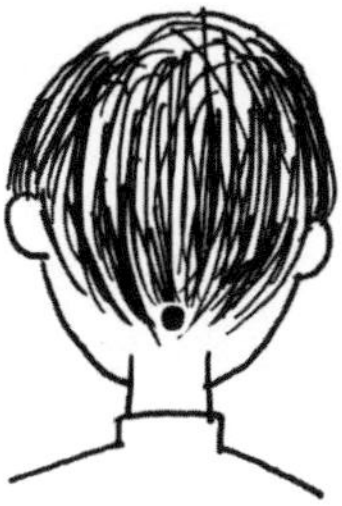

風府

有舒緩緊張效果的穴道。位於頭部後方的中線、髮線再上去一些的地方。按摩時可用雙手包住整個頭部後方，並用雙手拇指交替按壓。

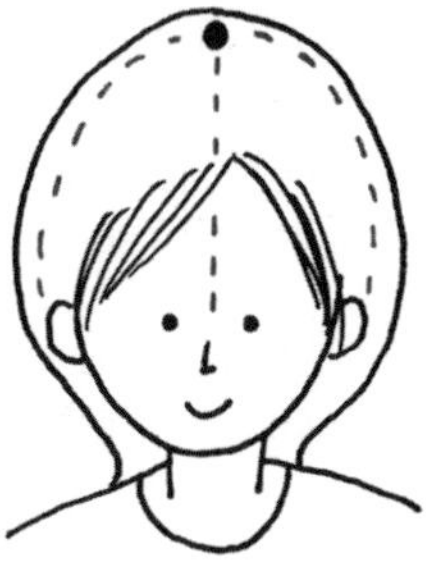

百會

調整全身自律神經的頭頂穴道，位於左耳右耳的連線，以及眉間至後頭部的連線相交之處。在這一點上持續按壓，可活化自律神經，讓你更有精神。

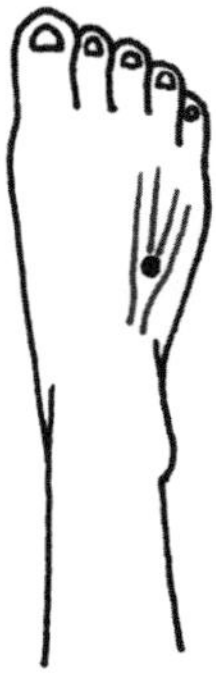

足臨泣

讓你更有精神的足部穴道。位於右腳小趾與無名趾的骨頭交會處。按壓這個穴道時會覺得非常痛，但也會因此而清醒許多。

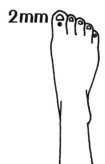

隱白

能有效消除頭痛以及肩膀僵硬的穴道，也有讓頭腦清醒的效果。位於腳拇趾的趾甲下緣往下2mm處。按摩時用手整個包住腳的拇趾，再以手的拇指按壓這個穴道。

STEP 3 重點整理

五種小睡及效果

- ☐ 奈米眠（一瞬間～幾秒鐘的小睡）
  遮蔽視線，讓大腦暫時休息
- ☐ 微米眠（1分鐘左右的小睡）
  消除睡意，恢復注意力
- ☐ 迷你眠（10分鐘左右的小睡）
  不僅能消除睡意、消除疲勞，還能提高邏輯思考力
- ☐ 能量眠（20分鐘的小睡）
  消除睡意、提升判斷力與工作效率，讓整個人煥然一新的理想小睡
- ☐ 假日眠（90分鐘左右，於休假日的小睡）
  償還平日欠下的睡眠負債

除了小睡，能讓腦袋更加清醒的方法

- ☐ 嚼口香糖或做韻律運動，活化血清素神經
- ☐ 吃點心
- ☐ 按壓七個可有效消除睡意的穴道

STEP

4

兩個月內習慣「早上5點起床」

只要兩個月，你也能成為早上5點起床的短眠者

身體總是記得「該在何時睡覺」

若你能活用目前為止所介紹的方法，每天只要花5個小時左右睡眠，便能讓大腦與身體都獲得充分休息。

接著我們會介紹該如何實現目標「將睡眠時間減少至5小時，並在早上5點起床！」不過在這之前還要注意一些事。

就算你已經知道該如何享有最高品質的睡眠，突然大幅減少目前的睡眠時間仍是一件相當危險的事。就像在運動前應該要先慢跑讓身體熱起來一樣，若你想縮短睡眠時間也要循序漸近，讓身體逐漸習慣才行。

因為身體沒辦法承受睡眠時間的突然改變。

你是否曾有過這種經驗：因為隔天要早起，而比平常還要早兩個小時上床睡覺，卻一直睡不著。

由生理學便可清楚解釋這種現象。**因為在平常睡覺時間的兩個小時，身體還沒做好睡覺的準備。**

你的生理時鐘總是記得你該在何時睡覺。

掌握基本睡眠時間

要縮短睡眠時間是有一定規則的。讓我們先來介紹縮短睡眠時間的正確方法。

首先要說明，本章中對於可縮短的「睡眠時間」的定義。

在這個階段，我們要縮短的睡眠時間是「從進入被窩開始，到從被窩出來為止」的時間。

也就是花費在睡覺上的時間。

這段時間的構成，是由實際睡著的時間，加上從進入被窩到睡著的時間，再加上醒來後至離開被窩的時間。

之所以要這樣定義，是因為每天進入被窩到睡著前需花費的時間多少有些差異。若將睡眠時間定義成「從進入被窩到離開被窩」，在自我管理上比較方便。

作為縮短睡眠時間的準備，**請你先掌握目前的你平均每天會花多少時間待在被窩裡**。

若你每天都在固定的時間上床睡覺，並在固定的時間起床，就可以直接進入下一步。但如果你睡覺和起床的時間不固定，請你記錄一週內每天花多少時間在睡眠上，並計算平均數值。

知道你的平均睡眠時間之後，就可以決定你的就寢時間。

如同前文所述，之所以要固定就寢時間，是因為身體會記得該在何時睡覺。

如果你能每天都在同一個時間上床，入眠會更加順利。

減少睡眠時間的唯一規則

當你掌握自己的平均睡眠時間，並設定好就寢時間，終於可以開始實際「縮短睡眠時間」了。

如果你每天要睡7小時，可把就寢時間固定在深夜12點，以早上7點起床為起點，慢慢減少睡眠時間。

但是睡眠時間不能任意縮短。**欲縮短睡眠時間，有個必須確實遵守的規則。**

雖說是規則，但並不是什麼困難的事。

重點只有一個，那就是要**遵守縮短睡眠時間的速率**。

在你準備好要逐步縮短睡眠時間，有可能會碰上明天突然需要提早一個小時起床的情形。但要是真的這麼做就糟了。

縮短睡眠時間的速率應為「15分／週」，一個月減少一小時為限。人類的身體沒辦法承受劇烈的變化，故需要慢慢減少睡眠時間，讓身體能夠逐漸適應。

舉例來說，若你原本的起床時間是早上7點，那麼第一週就應設定在早上6點45分起床。

而第二週則可設定每天於6點30分起床……。照這種方式，每週減少15分鐘的睡眠時間，讓身體逐漸習慣。

若希望身體能習慣睡眠時間減少的過程，不要有太大的負擔，這樣的速率已經是極限了。

如果你一開始的平均睡眠時間是7個小時，照著這個速率，只要兩個月就可以成為早上5點起床的短眠者。

考慮到「時間運用更有彈性」，這兩個月的投資實在相當值得。

7小時→5小時的縮短睡眠時間計畫

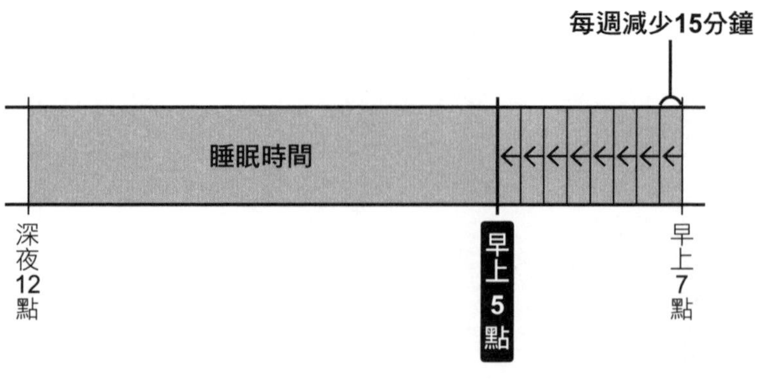

用「起床確認清單」檢視自己減少睡眠時間後，是否對身體造成負擔

簡單確認自己是否睡眠不足

當你開始減少睡眠，務必也要檢視你「清醒時的樣子」。請你確認自己每天是用何種「清醒方式」醒過來的。

檢視方法很簡單，只要在每天起床的時候，照著第177頁所列出的「起床確認清單」計算總得分，簡單記錄一下即可。

請你從今天開始，每天確認自己清醒時的狀況吧。每天一覺醒來，是覺得精神很好呢？還是覺得有點想睡呢？

開始減少睡眠的第一天，會覺得還是有點想睡是很正常的，如果持續一個禮拜之後還

是覺得想睡，最好不要進一步地減少睡眠時間，而是暫時保持目前的睡眠時間以讓身體習慣。特別是，如果清單的總分在4分以下的日子偏多，請不要勉強減少睡眠時間。

此外，還可以在其他時間確認自己是否有過度減少睡眠時間。

即使睡眠時間相當充足，大約在下午2～4點左右也會開始有睡意。這是生理時鐘的正常現象。

但如果在白天的其他時段覺得想睡，那就是睡眠不足的信號。這表示身體還沒有適應睡眠時間減少的狀況。

要是剛起床，以及下午2～4點以外的時段仍覺得有睡意，且這種情況持續一個禮拜，最好先回復到原來的睡眠情形。

暫且先退一步，將睡眠時間加回15分鐘，重新訂定計畫，改成每個階段減少5分鐘，對身體比較好。

不需緊張，生理時鐘的變化因人而異，幾乎所有人皆能確實成為短眠者，慢慢來就好。

起床確認清單

身體的感覺	
非常累／非常想睡	1分
有點累／有點想睡	2分
普通	3分
清醒	4分
心情	
非常低落	1分
有些低落	2分
普通	3分
有活力	4分
醒來的方式	
就算用鬧鐘也覺得起不太來	1分
被鬧鐘叫醒	2分
在鬧鐘響之前就自行醒過來	3分
在鬧鐘響之前好一段時間就自行醒過來	4分
合計點數	**數**

在一週內，若多數日子的總分在 4 分以下，最好重新擬定計畫

每週違規兩次還可接受！但不能連續違規

防止生理時鐘混亂的「每週兩次犯錯機會」

雖說每天要在同樣時間睡覺、起床，但，總是會有幾天沒辦法達成目標。

「不小心過了設定的就寢時間才上床睡覺……」

「不小心睡過頭了……」

我們並不是機器，總是會有那麼幾天會出差錯。

但所有的努力並不會化為泡影。

一週內可允許兩次「違規」。因此，就算一次沒做到也不要放棄，繼續努力往目標前進才是最重要的。

但連續兩天都違規就不行了。要是連續兩天晚睡，或者睡過頭，生理時鐘會混亂。在睡眠時間穩定下來之前，請秉持著**「每週僅限違規兩次，而且不能連續兩天違規」**的原則。

在可容忍兩次犯錯機會的情況下，學生或上班族可以在週間嘗試本書的方法，週末則可挑一天好好休息。

不過就算是假日，起床時間也不要比平時晚兩個小時以上，要是白天有睡意，可以參考STEP 3所介紹的小睡方式「假日眠」來補充睡眠。

另外，若你成功減少了睡眠時間，適應短時間睡眠，最好不要任意改變睡眠時段。

舉例來說，如果你已經固定於「凌晨2點～早上7點」睡5個小時，那麼睡眠時的生理活動全都會固定在這段時間內進行，並以此為基本方針。

要是突然把睡眠時間改成「深夜12點～早上5點」，生理時鐘會跟不上調整後的睡眠時間。在體溫還偏高的時段，就算蓋上棉被也睡不著，體內激素亦難以達到平衡，使睡眠品質比平時還要差上許多。

若你想調整睡眠時段，同樣需要慢慢來，讓身體逐漸習慣。每週調整15～20分鐘是比較好的做法。

從「腦科學」與「心理學」雙管齊下，管理縮短的睡眠時間

一定要先訂定「減少睡眠時間的目的」

「既然都已經知道該如何減少睡眠時間，就趕快來試試看吧！」或許你會這麼想，但還請你稍等一下。

要是就這麼直接開始實行這些方法，一定會讓你有很大的挫折感。

因為在成為短眠者的過程中，你的「體質」也會有所改變。

當你的體質改變，過去所養成的習慣也必須同時跟著改變。而改變習慣這件事並沒有想像中得容易。想必每個人都有過想開始做些什麼事，卻又不知不覺中斷這些習慣而感到受挫的經驗。

要改變習慣需要謹慎的計畫。

而首先該做的就是**確定「目的」**，明白自己「究竟是為了什麼而要縮短睡眠時間」，也就是要確定**「減少睡眠後多出來的時間要用在哪裡」**。

只以「保持很短的睡眠時間」為目的是沒辦法持久的。如果抱持著「從明天開始目標每天只睡5小時」這種不具體的想法，恐怕沒有辦法順利達成目標。

這是因為，**人類是有心靈、有思想的動物，與機器不同，只有計畫是沒辦法順利運作的**。

原本每天都睡7小時的人，要是突然把睡眠時間減少至5小時，當然會覺得還是很累，又因為很累而想再回去睡。明明還很累卻勉強撐著，而且就算撐著不睡也沒什麼特別想做的事。不僅沒有撐著不睡的必要，也沒有人看到我的努力——。

這麼一來，人們就會覺得「縮短睡眠時間」這種自己給自己訂下的規定好像沒什麼意義。

擁有動機，才能持續

因此，在縮短睡眠時間時，必須明確訂定目的。

但是，目的也不能隨便決定。

那該怎麼決定目的才好呢？我平常進行睡眠指導時所使用的「睡眠教學」很適合用在這裡。這套方法利用「腦科學」與「心理學」的分析，讓人們能夠有效率地縮短睡眠時間，且不會造成身體的負擔。

我在指導學員時常常反覆提醒他們，**要明確地「訂定目的」**。人類要是沒有「確定的動機」就不會行動。

假設你縮短了兩小時的睡眠，你想利用這個時間做些什麼呢？首先請你確認這一點。

舉例來說，喜歡看電影的人，可以多看幾部電影。多了兩小時，夠你看一整部電影了。每天早上看完一部電影之後再去上班，一年下來就能看超過200部電影。

如果你把每天早上看完電影的感想上傳到部落格，或許就會開始出現對這些內容有興趣的讀者。之後也可能會因為這個部落格，而有電影相關工作找上門來。以興趣為契機，無限擴大你的夢想。

當然，並不是非得要用興趣當作動機。如何使用縮短的睡眠時間是每個人的自由。可以把時間用來學習語言或準備證照考試，以提升工作能力；也可以提早上班、提早下班，增加與家人一起度過的時間。

只要是能讓你躍躍欲試的事情，都可以用來當作早起的契機。

那麼，你的早起目的是什麼呢？

起床後馬上做事可避免三分鐘熱度

確定目的之後，你就可以開始積極地實行早起計畫。

不過，就像前文所述，你不可能一次縮短太多睡眠時間。

在實行一段時間，縮短一定程度的睡眠時間之前，你能做的只有每天重複早起這個動作而已。

就算原本有一個讓人躍躍欲試的目的，但在這種情況下，很有可能會只有三分鐘熱度。

為了不要變成那樣，**安排一些事情（早起15～30分鐘會想做的事）在起床之後馬上行動**，會有很好的效果。

如果你比平時還要早15～30分鐘起床，你會做些什麼呢？

譬如說，買杯你最喜歡的咖啡，讀著報紙，緩慢而優雅地喝著咖啡之類；或者慢慢享受一頓豐盛的早餐。

光是想像，就會讓人有股想早起的動力。

這時也不要忘了當初那個讓你躍躍欲試的早起目的。請在考慮過你的早起目的後，再來想這些事。

藉由「早起遊戲」，用愉快的心態減少睡眠時間！

像是在玩遊戲一樣，為自己設定任務和獎勵

若你想要更確實地縮短睡眠時間，建議你可以用「玩遊戲的感覺」來實行計畫。前面提到的設定動機有著「好玩」的一面，這裡也是要利用這個特性，讓你的計畫更有效果。你可以為第1週、第2週、第3週……分別設定早起任務。

舉例來說，像這樣的任務你覺得如何呢？

- 第1週「醒來後馬上打開窗簾、刷牙」
- 第2週「到附近的便利商店買早餐」

・第3週「買份報紙，邊吃早餐邊閱讀」

像這樣設定好每週的任務，並每天執行。如果任務與自己早起的目的，也就是想在未來利用這些多出來的時間做的事有關，那會更好。

而且因為是遊戲，**在任務完成後也別忘了給自己一點獎勵**。

第1週的任務達成後「可以吃自己最愛的甜點」，第2週的任務完成後「可以買任何在一千元以內的東西」……等，每週達成任務，可以給自己一點鼓勵。

另外，如果你能在月曆上標註完成任務的日子，將你每天的成果視覺呈現；或者請家人朋友協助，請他們盯著你、管理你的計畫進度，更可以進一步提升效果。

像這樣在享受有趣任務的同時，還能縮短睡眠時間，兩個月後，你就可以自由運用早上多出來的兩小時。

這時，你的一天，以至於你的人生一定會有很大的改變。

用玩遊戲的概念讓你在縮短睡眠的同時也能樂在其中

將「以後想利用早晨時間做的事」有關的事情設為任務

	任務	獎勵	
第1週	醒來後馬上打開窗簾，刷牙	最喜歡的店的甜點	-15分鐘
第2週	到附近的早餐店買早餐	可以買任何在1千元以內的東西	-30分鐘
第3週	買份報紙，邊吃早餐邊閱讀	週末去給人按摩	-45分鐘
第4週	每週兩次20分鐘以上的慢跑	可以買任何在2千元以內的東西	-60分鐘
第5週	每週四次20分鐘以上的慢跑	週末去做全身美容	-75分鐘
第6週	每週吃三次附近咖啡廳的早餐	可以買任何在3千元以內的東西	-90分鐘
第7週	每天讀30分鐘的證照考試用書	連假時去溫泉旅行	-105分鐘
第8週	每天讀1小時的證照考試用書	可以買任何在5千元以內的東西	-120分鐘

GOAL!

目標達成

STEP 4 重點整理

讓你可以持之以恆早上5點起床的方法

※本書中所定義的睡眠時間為＝「從進入被窩開始，到離開被窩的時間」

- □ 事前準備①
  確立縮短睡眠時間的目的
  （讓你躍躍欲試的事）
- □ 事前準備②
  決定起床後馬上要做的事
  （ex. 一邊讀報紙一邊喝最喜歡的咖啡）
- □ 縮短睡眠時間的方式
  1. 掌握平均睡眠時間
  2. 固定在某個時間進入被窩
  3. 每週逐步減少15分鐘的睡眠時間
  4. 檢視自己起床時的感覺，以及白天什麼時候會有睡意，必要時請重新調整睡眠時間
- □ 縮短睡眠時間的訣竅
  ・像是在玩遊戲一樣，為自己設定任務和獎勵

結語

「盡可能地解決人們的睡眠煩惱，幫助大家享受更幸福的人生。」

這是我的人生目標。我每天想著這件事，不僅常與患者溝通、到日本全國各地演講，也致力於相關文章的撰寫。

日本人很勤勞，很愛工作，就算沒有娛樂、沒有休息的時間，還是要工作。

在我周圍有許多人常用開玩笑的口氣說「一天只有24小時根本不夠用」，但其中有一半以上的人看起來並不像是在「開玩笑」。證據就是，日本人的睡眠時間一年比一年短。

我的病患中，有許多人在工作領域上奮力衝刺，到了睡眠時間卻因為神經還在亢奮狀態靜不下來，而有著「明明累得半死卻總覺得睡不著覺」的感覺。

看過許多這樣的例子，讓我覺得是時候該寫這本書了。

就一般醫師的立場而言，應該會建議患者「少做點工作，增加你的睡眠時間」。

然而我卻是個把「盡可能地解決人們的睡眠煩惱，幫助他們享受更幸福的人生」當作人生目標的醫師。

如果「少做點工作，增加你的睡眠時間」，不代表患者一定能從此過上幸福人生，這樣的建議就沒有意義了。

因此本書提出了新的建議。

「將睡眠時間壓縮至最小，將消除疲勞的效果提升至最大，讓你能更彈性地運用時間，自在生活。」

也就是本書的「5小時清醒力」與「早上5點起床」等方法。

時代在改變，人們對於睡眠的需求也會跟著變化。依照這些變化提出適當的解方，才是醫師的責任。

本書就是在這樣的想法下撰寫而成。

本書開頭提到，當你學會「5小時清醒力」，並習慣「早上5點起床」，不僅能多出許多自由時間，人生也可以過得更加充實。

若閱讀過本書後可以讓你的人生變得更加幸福，對我來說就是最大的喜悅。

坪田聰

●主要參考文獻

・櫻井武《睡眠の科学――なぜ眠るのか なぜ目覚めるのか（睡眠的科學――為什麼會想睡？為什麼會醒來？）》日本講談社，2010年
・古賀良彥《睡眠と脳の科学（睡眠與腦的科學）》日本祥傳社，2014年
・山田朱織《枕を変えると健康になる「手づくり枕」で頭痛、肩こり、不眠は治る（換枕頭就能變健康――用手做枕頭消除頭痛、肩膀僵硬、失眠）》日本あさ出版，2014年

國家圖書館出版品預行編目資料

5小時清醒力：日本醫師教你晨型人的大腦深度休息法 / 坪田聰著；陳朕疆譯. -- 初版. -- 新北市：世茂, 2018.08
面；　公分. -- (銷售顧問金典；98)
譯自：朝5時起きが習慣になる5時間快眠法：睡眠専門医が教えるショートスリーパー入門
ISBN 978-957-8799-29-5(平裝)

1.睡眠　2.健康法

411.77　　107009274

銷售顧問金典98

5小時清醒力：
日本醫師教你晨型人的大腦深度休息法

作　　者 / 坪田聰
譯　　者 / 陳朕疆
主　　編 / 陳文君
責任編輯 / 李芸
出 版 者 / 世茂出版有限公司
地　　址 / (231)新北市新店區民生路19號5樓
電　　話 / (02)2218-3277
傳　　真 / (02)2218-3239（訂書專線）、(02)2218-7539
劃撥帳號 / 19911841
戶　　名 / 世茂出版有限公司
世茂官網 / www.coolbooks.com.tw
排版製版 / 辰皓國際出版製作有限公司
印　　刷 / 祥新印刷股份有限公司
初版一刷 / 2018年8月

ＩＳＢＮ / 978-957-8799-29-5
定　　價 / 280元